中医疾病横纵辨治

赵忠印　主编

中国科学技术出版社

·北　京·

图书在版编目（CIP）数据

中医疾病横纵辨治 / 赵忠印主编. -- 北京：中国
科学技术出版社，2022.6
ISBN 978-7-5046-8957-3

Ⅰ.①中… Ⅱ.①赵… Ⅲ.①辨证论治 Ⅳ.
①R241

中国版本图书馆 CIP 数据核字（2021）第 005156 号

中医疾病横纵辨治　ZHONGYI JIBING HENGZONG BIANZHI

策划编辑	卢紫晔
责任编辑	符晓静
封面设计	中科星河
正文设计	华图文轩
责任校对	邓雪梅
责任印制	徐　飞

出　　版	中国科学技术出版社
发　　行	中国科学技术出版社有限公司发行部
地　　址	北京市海淀区中关村南大街 16 号
邮　　编	100081
发行电话	010-62173865
传　　真	010-62173081
网　　址	http://www.cspbooks.com.cn

开　　本	889mm×1194mm　1/32
字　　数	324 千字
印　　张	9.25
版　　次	2022 年 6 月第 1 版
印　　次	2022 年 6 月第 1 次印刷
印　　刷	北京荣泰印刷有限公司
书　　号	ISBN 978-7-5046-8957-3/R・2743
定　　价	59.00 元

编著者名单

主　编

赵忠印　北京中医药大学东直门医院

副主编

杨　杭　浙江省中医院

编　委（以姓氏笔画为序）

丁心怡　加拿大精英国际自然整体医学院

王米霞　北京市昌平区仁和中医院

王荣爱　北京弘医堂中医医院

纪淳望　南昌大学

杜惠芳　北京市朝阳区中医医院

李胜珍　北京市朝阳区东湖社区卫生服务中心

杨　硕　北京市高济药房昆泰店

郑　伟　河北省中美医院

赵　点　北京中医药大学

程爱民　河北省饶阳县中医医院

内容提要

　　本书由五章组成，第一章介绍中医病因形成的内在联系；第二章重点阐述疾病纵行发展（辨证）规律、疾病横行平面表现（辨证）规律及五条通道辨证（包括皮肤病的花根辨治法）和病因病机辨证（赵氏五大辨治）新方法；第三章总结对疾病（辨证）规律的临床案例诊治及思路；第四章提出对中医学术认识的新观点，包括中医望诊的延伸、十纲辨证，以及对脏腑辨证的新观点等；第五章系统对比常用中药和方剂的使用注意事项及临床经验。本书内容新颖、条理清晰、重点突出，实用性和科学性强，适用于中医药院校毕业生、中医临床工作者及中医爱好者参考使用。

赵忠印，男，1937年出生，河北省饶阳县西赵市村人。1964年9月自河北医科大学毕业后，分配至北京医院，在著名医学专家王力耕主任的领导下，承吴阶平、吴蔚然、王桂生等老一辈医学专家的教诲和指导，从事诊治疾病和管理患者等工作。1970年9月先后调入中国中医科学院、北京中医药大学东直门医院。在著名中医专家董建华、廖家祯、殷凤礼、焦树德的指导下，进一步深造中医学，并在此基础上从事医、教、研和临床工作，带教研究生、留学生和本科生。曾任北京中医药大学东直门医院大内科业务主任，中国中医药文化博览会百名中医特邀专家，北京同仁堂外宾中医药咨询专家，并受聘于多地多家医院及上海健康管理公司等，参加临床工作和疑难病会诊，受聘为京东中美医院名誉院长、北京维卫健康教育发展中心医学指导专家，中国民间中医医药研究开发协会中医学术研究专业委员会常务委员。曾荣获北京中医药大学东直门医院突出贡献奖，多次为国家高级首长诊病和保健，并受到嘉奖和表扬。1981年参加高级科技干部研修班，在中国医学科学院阜外医院深造学习。回本院后创建心电监测病房，开展危急重病的抢救和治疗。在中医科研方面，曾荣获原卫生部二级成果奖。1993年晋升为北京中医药大学教授和北京中医药大学东直门医院主任医师。

提炼 50 余年的临床工作获得的宝贵经验和学术思考，赵忠印在国家核心期刊发表论文 40 余篇，主编《中医内科临证必备·呼吸科》《心脑血管急症治疗学》《老年糖尿病及并发症防治与调养》《危急重症临床急救手册》《肿瘤防治康复与调养》《家庭医疗全书》等 14 部医学著作。

赵忠印医学功底深厚扎实，临床经验丰富，擅长治疗常见病、多发病和疑难病。退休后，仍有众多患者慕名求医，涉及杂病繁多，在总结诊疗经验和查阅资料中，探寻出中医疾病横纵平面（辨证）规律、五条通道辨证（包括治疗皮肤病的花根辨治）和病因病机辨治法。

丁　序

　　赵忠印为北京中医药大学教授，北京中医药大学东直门医院主任医师，曾赴加拿大温哥华医学院讲学多年。本书为赵忠印教授 50 余年的临床经验和实践总结，系统全面地阐述了疾病横纵辨证规律及疾病五条通道的辨证（包括花根辨治）和病因病机辨证（赵氏五大辨治）新方法。这几种新方法对临床多发病、疑难病的诊治颇为有效。本院医生应用赵忠印教授的新方法辨治诸多患者，满意度高且复诊率高。本书内容新颖实用、通俗易懂、深入浅出，深受广大中医临床人士欢迎。

　　赵忠印教授在指导临床的同时，还提出了对中医学术的新认识，使我辈获益匪浅。由此可见，赵忠印教授在 50 余年的实践中不仅继承了中医学精华，而且发展了中医学理论。今阅读其成书新稿，感受其观点独到，可谓受益良多。这是一部承载着丰富临床经验的佳作，也是我辈求进扩宽思维的指南。

丁心怡（Cindy Ding）

精英国际自然整体医学院（Elite international College of Holistic Medicine）院长

国际母婴护理会（Mother infant Support Association, MISA）会长

加拿大凯安康医学诊所（Canada Kaian Kang Clinic Ltd）

医学博士、主任医师

2019 年 12 月冬

何 序

中医学是我国的文化精粹，其历史源远流长，历经数千年的发展，为人类健康事业做出了卓越的贡献。中医学有其独特的理论体系。继承和发扬中医事业是吾辈义不容辞的责任。

中医治病的核心和灵魂是辨证论治，即根据四诊所获得的客观资料，运用中医学理论和辨证方法（如六经、八纲、脏腑、气血辨证等），找出病位、病因、病机和诊治规律。根据不同疾病的证候和望、闻、问、切四诊合参的信息，把人体的体质和脏腑、气血、阴阳等内在关系与疾病的发展和变化规律联系起来。在此基础上审证求因，根据中医理论和临床经验，采用不同的辨治方法和方药，方能达到治愈疾病的目的。所以，中医辨治疾病的经验尤为重要。

赵忠印是北京中医药大学东直门医院大内科原业务主任，为中医临床和教学、科研工作辛勤耕耘 50 余年。其医学理论深厚、医学功底扎实、临床经验丰富，曾多次为我国老一辈国家领导人和革命家（如刘伯承、陈毅、陆定一、吴玉璋等）诊治疾病，受到国家领导人的接见和嘉奖。他从事中医临床、科研和教学工作多年，在国家核心期刊发表论文 40 余篇，出版临床专著及教学著作等 14 部，为国家培养中医学研究生、留学生和本科生人才多名，为中医药事业的发展做出了巨大贡献。

　　《中医疾病横纵辨治》是赵忠印从事中医事业 50 余年丰富经验的总结。书中涵盖了他从医几十年的辨治经验，对中医阴阳辨证思想和疾病病因的认识，尤其是对疾病诊治规律的认识，充分代表了他的学术水平。书中论述了中医疾病横行平面规律、纵行发展规律及五条通道辨治，以及病因病机辨证方法、思路，并通过对常见疾病病案的介绍，进一步验证了他丰富的诊治经验、灵活辨证的思路及良好的临床疗效。

　　书中的辨证治疗思想充分体现了赵忠印深厚的中医理论功底和学术内涵，文中应用了通俗易懂、深入浅出的语言，适合广大中医临床和基层工作者阅读。

　　中医事业的发展离不开继承与发扬，赵忠印毫无保留地将自己 50 余年的辨治经验撰写成书，是对这份事业的无私奉献。相信本书将对中医教育事业和临床工作的发展，发挥良好的启迪和促进作用。

北京中医药大学东方医院副院长

教授　博士生研究生导师　主任医师

北京市名老中医药专家继承工作指导教师

世界中医药学会联合会呼吸病专业委员会常务理事

何　明

2019 年夏

前 言

　　刚开始学中医时，我对人体的生理、病理了解不够，对组方的真实意义认识不清，为患者开出处方后总是心存疑虑，期盼疗效，又担心不良反应。因此，我翻来覆去地总结临床经验并探寻理论依据。通过多年的研习和总结，我最终探索出疾病横行平面表现（辨证）规律、疾病纵行发展（辨证）规律，以及五条通道辨证（其中包括皮肤病的花根辨治）和病因病机辨证（赵氏五大辨治）的新方法。实践证明，这五种新方法的疗效可达85%以上，辨证方法可重复应用。我通过舌、脉象分析病情，有些时候甚至不用患者叙述病情，就能推断出大部分证候。因此，求诊患者颇多且复诊率高，有时应接不暇。虽然辛苦，但我心中喜悦，感慨中医学的伟大。

　　通过50余年的从医经历，我体会到中医学是中国的文化宝库，是精华。我们不但要继承，更重要的是力争开拓和发展，使中医学更好地在世界上行稳致远。

　　本书适用于中医药院校学生、中医临床工作者及中医爱好者参阅使用。由于本人医学知识还有不小的上升和进步空间，书中不足之处，望同道斧正。

编 者

2021 年 9 月

目　录

第一章
对病因的认识

第一节　对生病的认识

人生病通常有内因和外因。内因是生病的主导因素，外因是生病的重要条件。外因可影响内因，内因也可创造条件，防止外因干扰。正如《黄帝内经》所说"正气存内，邪不可干""邪之所凑，其气必虚"之理。

举例说明：一个湖有两个口，一个是进水口，一个是出水口。当通过进水口流入湖内的水与经由出水口流出的水量基本相等，则湖中的水是新鲜的，湖内的动植物是鲜活、旺盛的。当进水口宽大，流入湖内的水太多，而出水口狭窄，由湖内流出的水太少，则湖水越积越多，天长日久，湖内的积水就会发霉变质，湖内的动植物也会死亡。当进水口狭窄，流入湖内的水越来越少，而出水口宽大，流出的水太多，天长日久，湖内水越来越少，湖内的动植物就会因缺水而死。从湖本身而言，这是湖水不受外界因素干扰而发生的湖水和湖中动植物的变化，也是中医学常说的"太过"和"不足"的道理。

大自然的变化（外因）也会影响湖水和湖内生态环境的变化。如气候干旱，湖水会越来越少，湖内的动植物也会因缺水而死亡。如雨水太多，泛滥成灾，湖水不但全满，而且还会溢出湖外，湖内的动植物也会因此而死亡。这是大自然的外因影响了湖水的内因。由此可知，外因可以影响内因，内因经锻炼可更好地适应外因。

　　人体好像一个湖，湖水就像内环境，湖内的动植物就像人体的脏腑、组织、器官。湖的进水口如同人体的口、鼻、肺，每日承担进食、饮水、呼吸的工作，湖的出水口就像机体的肛肠、肾、膀胱、皮肤、肺等，负责排出体内的废物。当机体进食、饮水、呼吸的总量与从肛肠、肾、膀胱、皮肤、肺排出的粪、尿、汗和呼出的浊气量相等时，就是医学中的新陈代谢平衡（阴阳平衡）。新，即经口、鼻呼吸进入体内的水谷之气和新鲜空气；陈，即从体内排出的废物和呼出的浊气。人体通过每日进食水谷和排出废物，吐故纳新，保持新陈代谢的平衡（阴阳平衡），即健康、无病。当人体进食水谷的总量大于排出的废物总量，人体内就会有过剩的物质积存（太过）。或人体进食水谷总量小于排出的废物总量，人体内就会缺乏物质（不足）。

　　体内的物质"太过"或"不足"都可成为致病原因，引起体内新陈代谢不平衡（阴阳不平衡），影响或损伤脏腑、器官、组织、细胞的生理功能，发生病理改变，产生各种各样的病证和证候，从而形成疾病。在体内、外，最常见的"太过"或不足，主要是寒、热、燥、湿。在体外，称为外寒、外热、外燥（阴虚）、外湿。在体内称为内寒、内热、内燥、内湿。这些变化，在临床中既可称为证或证候，又可称为疾病。如高血脂、脂肪肝、动脉硬化、糖尿病、冠状动脉粥样硬化性心脏病（冠心病）、高血压、肾病、肝硬化、痛风、高血钾、荨麻疹、湿疹、银屑病，甚至癥积、肿瘤、癌症等都是由于体内"太过"的积存物质（毒）刺激和损伤造成的。而代谢物质的"不足"，多发生在长期慢性消耗性疾病，如阴虚、气虚、阳虚、血虚等证，糖尿病、甲状腺功能亢进、尿崩症、肿瘤、癌症等疾病。这是人体生病的主要原因。

第二节 对疾病外因的认识

中医学所说自然界的六气，即风、寒、暑、湿、燥、火。人类在适宜的环境下可以生存并繁衍生息。当六气"太过"或"不足"超过了人类的适应范围，机体的自身调节又无能为力，六气即成六淫邪气，是人类生病的主要外因。

六淫邪气可以归纳为四种，即寒、热、燥、湿。而风、温、暑、火都属于阳邪，是不同程度"热"的表现，可归于"热"邪。风介于寒热之间，是温的表现，也是最适宜人类生存的六气之一。中医学用风的特点和形象来判断和诊治疾病。如风为阳邪，有轻阳开泄、善行数变、摇动不定等特性，可用以形容证候和疾病。如头痛、头晕、鼻塞、流涕、咽痒、恶心、发热、汗出等皆因风，因其病位在上，唯风可用此特点形容证候。另外，还可用善行数变来形容变化无常、游走不定的关节疼痛、风疹、荨麻疹、抽风、蠕动、角弓反张、瘙痒等证候。寒热、燥湿变化至极也会出现动摇不定的特点，如热极生风、寒极颤抖、虚风内动、湿极微颤，都是用风来形容的。温是热之渐，火是热之极，暑也是夏季炎热之气，因此它们的证候都可以有高热、烦渴、面红、目赤等表现。风、温、暑都是自然界中不同程度的"热"的表现，故皆可归于"热"邪。

"热"邪之间有传变和渐进的变化规律，寒热之间同样。根据阴阳消长变化规律，寒热之间的变化规律是寒→温→热→

火。寒与热是两个极端表现，两者越背道而驰，其特征越明显；越相互接近，其差距越小；越接近中间位，则寒热越分不清。寒与热既相互对立又相互依赖，无寒则无热，无热则无寒。

同理，湿和燥也是既对立又统一的。燥是干燥之意，属于自然界中的阳邪，燥极也能生火耗阴，形成阴虚或阴虚内热。湿在自然界中属水、属阴、属寒。燥与湿是两个极端的表现，也是相互依赖的，越相斥则证候越明显，越接近越难分辨。但是，我们也应明白燥中有湿、湿中有燥的道理，它们都符合阴阳互根互用的基本规律。自然界中的寒热、燥湿变化规律与人体内的寒热、燥湿的变化规律是一致的，只是在形成机制上有所区别。

湿在人体内称为津液。津液是构成人体和维持生命活动的物质基础。津液又分为津和液。一般认为，清稀、流动性大者，称为津，主要在皮肤、肌肉、孔窍（鼻、眼、口）中起滋润作用；性较稠厚，流动性小者，称为液，在骨节、脏腑中起濡养作用。津和液虽有一定区别，但两者同源于水谷精微。津与液在生理代谢过程中可以相互转化，病理上相互影响。因此，在生理上津与液不严格区分，病理上可分为"伤津""脱液"，伤津轻，脱液重。

津液来源于水谷，经胃肠消化而成，主要通过粪、尿、汗、呼吸排出体外。通过皮肤、毛发，以汗排出；通过肾、膀胱，以尿排出；通过胃肠，以粪排出；通过口、鼻、肺，以水气排出。

体内津液的排出也受内外环境的影响。如天气寒冷或体温下降，毛孔闭合（收缩），汗液排出减少或无汗，体内多余的水就从尿或呼吸排出；天气炎热或体内发热时，毛孔开放（舒张），汗量增多，尿量减少。总之，人体内的津液调节，封存或排泄，其目的是维持体内新陈代谢的平衡。当这些排泄途径（大便、小便、汗、呼吸）不畅或受阻，体内就会产生各种证候。

痰饮是人体内水液代谢过程中所形成的代谢产物。痰饮潴留体内，又可导致新的病因，产生和形成新的病变。痰饮可分为痰和饮两类。相对而言，稠者为痰，稀者为饮。痰又可分为有形之痰和无形之痰。有形之痰视之可见，触之可及，闻之有声，有形质可见，如咳吐之痰、喉中痰鸣、触之痰核等。无形之痰只见其特征表现，不见其形质，即视之不见、触之不及、闻之无声。因痰导致的特殊证候表现，如眩晕、癫、狂、痴呆等。饮是停留在不同部位的水液，根据临床表现又可分：饮停留于肺，称支饮；停留于胸胁，称悬饮；停留于胃肠，称痰饮；停留于肌肤，称溢饮；停留于腹中，称腹水。

可见，津液、水湿、痰饮，同源而异流，都是水液代谢过程中的产物。一般认为，津液散发为湿，湿聚为水，水积为饮，饮凝为痰；稠厚者为痰，清稀者为饮，更清者为水，水弥散者为湿气。

其规律可表示如下。

津液 —散发→ 湿 —聚→ 水 —积→ 饮 —凝→ 痰
　　　　　　　　　　　　　　　　　　　　有形之痰——痰核（结节、肿块、瘰疬、癥瘕等）
　　　　　　　　　　　　　　　　　　　　无形之痰——眩晕、癫狂、痴呆、抑郁等

由此可知，机体内的津液、水湿、痰饮同物而异形。但也要知道体内的津液、水湿、痰饮绝不是纯净的水液，而是含有不同成分的代谢物质。由于津液、水湿、痰饮所含物质的不同，临床表现的证候不一，其称呼也各异。如现代医学认为，动脉血中含营养物质较多，（津液）静脉血中含废物较多（痰

5

饮）。又如，血中含脂肪较多的称为高血脂，肝细胞内脂肪堆积过多称为脂肪肝，动脉中含脂肪较多者称为动脉硬化，血中含糖较多者称高血糖或糖尿病。再如，血中含废物较多者称为痛风、结石等。

综上所述，若寒、热、燥、湿"太过"或"不足"，皆可造成人体阴阳失衡，这就是人体生病的原因。在自然界（体外）称为六淫邪气（寒包括冷、凉，热包括风、温、暑、火）；在体内，寒、热、燥、湿由于形成不同，寒可称为内寒，热可称为内积热（肝火）、内热；燥可称为阴虚、阴虚内热，湿可称为津液、水湿、痰饮。

从现代医学的角度分析，六淫外邪这些外邪主要通过人的口、鼻、肺、皮肤侵入机体而生病。最常见的外邪是空气中的细菌、病毒、微生物。这些外邪经口、鼻入肺，在肺内进行气血交换时进入血液，随血液循环周游全身。若某脏腑、器官、组织、细胞有损伤或人体抵抗力下降，外邪就会在此生长繁殖，产生毒素，破坏器官和组织，形成病理反应，引发证候，产生疾病。如外邪侵犯扁桃体，就会引起扁桃体炎（中医学的乳蛾），产生咽痛、咳嗽、发热等证候；如侵犯至肺，就会形成气管炎、肺炎、肺气肿、肺源性心脏病（肺心病），产生病理性咳嗽、黄痰、呼吸困难等证候；又如外邪侵犯肾，使肾小球发生炎性病变，就会有蛋白尿、眼睑水肿、下肢水肿等，称为肾小球肾炎。长期的、反复的或者持久的外邪侵犯，会使人体产生各种各样的病理变化，形成多种证和证候，如心肌炎、心包炎、风湿性心脏病（风心病）、胆囊炎。由于这些病来源于外感，医学上称为"外感病"。又因外感病在人体内无处不到，范围广泛，所以医学上有"外感是百病之源"之说。外感病发展的全过程与中医学的"卫气营血理论"相契合，加上正胜邪退的恢复期，整个过程统称为疾病纵行发展（证候）规律，或称疾病纵行辨治。

第三节　对疾病内因的认识

由于人体内部发生变化造成的疾病，称为内伤疾病。

人是一个整体，人体的内部结构、生理和病理变化也必然遵循中医学的阴阳平衡原理（新陈代谢平衡）。当进入人体的物质与排出人体的废物相等，新陈代谢才能平衡，人体才能健康、无病。当进入人体的物质过多或排出的物质太少，人体内就会有过多的物质（营养物质和废物）潴留，即中医学所说的"太过"；当进入人体的物质太少或排出的废物太多，人体内就会出现物质缺乏，即中医学所说的"不足"。"太过"或"不足"都是引起新陈代谢不平衡的重要原因，进而造成人体内多种病理改变，出现诸多证候，形成各种疾病。

人体内物质（过剩的营养物质和废物，称为"毒"）的"太过"，易形成湿邪或痰饮。"太过"的湿邪（实证）会产生相应的证和证候。由于人体内"太过"的物质超出自身需要，所产生的热就是"太过"的热。这种热由体内过多的物质堆积而成，称之为"内积热"（中医称郁而化热、肝火、非感染热）。内积热会产生口臭、口苦、急躁易怒、口舌生疮等症状。人体内物质的"不足"（虚证），会造成津液太少，形成阴虚或阴虚内热。

湿邪太过或阴虚不足，会使人体产热和散热失去平衡，使正常体温发生变化，偏高或偏低，称之为内热变化。内热变化

会形成身热、烘热、手足心热、手足多汗、心烦等症状。

　　人体在无外因的影响下，体内会产生"太过"的湿邪或"不足"的燥邪，以及"内积热""内热"加上"外感热"。这些证候均可在疾病的同一平面表现出来。所以，我们把这五大证候统称为"疾病横行平面表现"，这些表现几乎在临床各种疾病中都可以表现出来，因此称之为疾病横行平面表现（证候）规律。

第二章
中医诊治疾病的规律

第一节 疾病纵行发展（辨证）规律

一、疾病纵行发展（辨证）规律

外邪侵犯机体就好像两兵对垒的五个阶段。

第一阶段：骂阵。骂阵是外邪（空气中的病毒、细菌、微生物及它们产生的毒素）通过口、鼻侵入机体，皮肤感知寒热。为了阻挡外邪入侵，毛细血管收缩，血流减少，皮肤感到寒凉，属表寒。外邪进入血液，毛细血管扩张，血流增多，皮肤感到发热，属表热。表寒、表热都是机体进行自我保护的反应，是疾病开始的第一阶段，称为卫分证。

第二阶段：两兵相交，战斗激烈。外邪主动入侵机体，与旺盛的正气（人体的抵抗力）相争。此时，以外邪的邪实为主要表现，如大热、大渴、大汗、脉洪大、便秘等证候，属于气分证。

第三阶段：持续战斗，两败俱伤。正气与邪气双方在争斗中都有耗损，两败俱伤。此时，以正气的津液耗损为主要表现，临床除出现高热外，尚有口干唇燥、夜热不寐、头晕心烦、阴虚内热等证候，已进入营分证。

第四阶段：最后挣扎，胜者为王，败者为寇。此阶段是营分证的进一步发展，除高热、神昏谵语、狂躁、抽风外，还有出血、斑疹等症状。此时，如果外邪战胜正气，机体进入病危或死亡；如果正气战胜邪气，虽正胜但体质衰弱，需休养生息，促进正气恢复，称为血分证。

第五阶段：休养生息，恢复健康。正胜邪退，正气耗损、衰竭，形成战后的虚证，包括阴虚、阳虚、气虚、血虚等，需要加强扶植正气，使机体恢复健康。

这五个阶段中，前四个是正邪斗争阶段，是外邪由表入里，病情由浅入深、由轻到重，病邪由实到虚，正气由旺盛到虚损的病理过程。这四个阶段恰合温病学家叶天士提出的"卫、气、营、血"理论，符合疾病的实际发展过程；加上邪正斗争后正气恢复的过程，统称为疾病纵行发展（辨证）规律（表2-1）。

二、疾病纵行发展（辨证）规律诊治

连续性的卫、气、营、血辨治加上疾病的恢复期辨治，统称为疾病纵行发展（辨证）规律诊治。在临床实践中，疾病纵行发展规律诊治符合感染（热）性疾病的发展规律，其治则也应根据疾病发展（辨证）规律的证候制定，不可拘泥。病在卫分者，以汗法为主；在气分者，以清法为主；在营分者，以透法为主；在血分者，以散法为主；在正胜邪退的恢复期，以恢复正气，增强体质，促进机体尽快达阴阳平衡，恢复健康为主，此时应根据证型，气虚者补气，血虚者补血，阴虚者补阴，阳虚者补阳。

疾病纵行发展（辨证）规律：实际上是外邪的实热发展到虚热，正盛发展到正衰的病理过程，是病情由轻到重、由浅到深、由表到里的过程。其治则应为卫汗→气清→营透→血散→正补。其用药应为解表药→解表药＋清热解毒药→清热解毒药＋养阴凉血药→养阴凉血药＋息风镇惊潜阳药→正虚（气虚→补气，血虚→补血，阴虚→养阴，阳虚→助阳）的用药过程。

常用药物见表2-2。卫：荆芥、防风、薄荷、牛蒡子等→气：荆芥、防风、薄荷等＋金银花、连翘、石膏、知母等→营：金银花、连翘、石膏、知母等＋生地黄、玄参、赤芍、牡丹皮等→血：生地黄、玄参、赤芍、牡丹皮、地骨皮、青蒿等＋天麻、钩藤、全蝎、蜈蚣或大蓟、小蓟、紫草等组成方剂。待病情稳定、正胜邪退时，开始补正气，促使患者康复。气虚补气（人参、党参、太子参、黄芪等）；血虚补血（当归、熟地黄、白芍、鸡血藤、阿胶等）；阴虚养阴（北沙参、玄参、生地黄、麦冬等）；阳虚补阳（附子、干姜、肉桂、吴茱萸等）等方法。

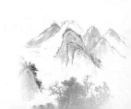

表 2-1　疾病纵行发展（辨证）规律

表里	卫气营血	定位（病邪入侵）	定位（病邪发展部位）	病邪发展	阴阳（阴）	阴阳（阳）	阴阳（变化）	寒热	虚实	深浅	正邪	盛衰	轻重	津液	气血（顺逆）	传变方式	临床证型	治则
表	卫	外邪初侵	外邪从口、鼻，皮毛至肺	邪正初期接触	正常	正常	阳	热	实	浅	邪气实／正气盛	盛	轻	正常	正常	卫→气→营→血；直中气；直中营；直中血	表寒、表热、表湿、表燥	汗法
里	气	外邪入里，病在气分	外邪入肺、胃、肠、胸、膈及全身随血循环	正盛邪实，斗争剧烈，以邪实为主要矛盾													气分热结、气分湿实、热困脾	清法
里	营	外邪入里，病在营分	外邪入营至心、肝、肾等组织	邪正斗争皆衰，正气虚为主要矛盾（阴虚）													气血双燔、气营两热、热入营、热入心包	营透热
里	血	外邪入里，病在血分	外邪入血	阴虚或热极生风，动血发斑，血热妄行	虚	虚	阴	寒	虚	深	邪虚／正虚	衰	重	亏虚	虚		热极生风、阴虚血、热发斑、血热妄行	散血

12

表2-2　疾病纵行发展（辨证）规律的治则和用药

表里	卫气营血	部位	证候	治则	药物	疾病横行平面表现
表→↓里	卫→	口、鼻、肺→	卫分证→	汗法→	解表→荆芥、防风、薄荷　→	实热证　虚热证　湿盛热证　燥热证
	气→		气分证→	清法→	清解→金银花、石膏　→	
	营→	心、肝、肾→	营分证→	透法→	透热→金银花、石膏、玄参、牡丹皮　→	
	血→		血分证→	散法→	凉血→水牛角、生地黄、牡丹皮、全蝎、蜈蚣、天麻、钩藤　→	
			正胜邪退恢复期			
			气虚→	补气	人参、黄芪、白术　↑	气虚证　血虚证　阴虚证　阳虚证
			血虚→	补血	当归、熟地黄、白芍、阿胶　↑	
			阴虚→	补阴	熟地黄、龟甲、知母、麦冬、天冬　↑	
			阳虚→	补阳	附子、肉桂、杜仲、巴戟天　↑	

（左侧纵向标题：疾病纵行发展规律）

13

第二节 疾病横行平面表现（辨证）规律

一、疾病横行平面表现（辨证）规律

临床上，医者目睹每个疾病的发展全过程是不可能的。门诊患者的证候往往是疾病全过程中的某个横行平面表现。如疾病纵行发展（辨证）规律中的卫分证候、气分证候、营分证候、血分证候的平面表现，以及恢复期气虚证候的平面表现等医者可以根据这些证候确定治则、设方开药。

在诊病时，必须首先明确证候的表里、寒热、虚实、燥湿，再根据患者的具体病情酌情处方。

人是一个完整体，任何一部分发生不适都会影响整个机体，出现不适或病态。其中，最常见的原因是寒热和燥湿。

（一）寒热

寒热，特别是热，可分为三种类型，即外感热、内积热和内热。

1. 外感热 又称外来寒热，是六淫侵袭进入机体内造成的寒热。寒热分为实寒、实热、虚热、虚寒。实寒、实热是实证，虚寒、虚热是虚证。根据阴阳消长的理论，实可变为虚，虚也可变为实。所以，临床中常见到实寒发展到虚寒；虚寒发展到实寒；实热发展到虚热；虚热发展到实热。外感热是临床中最常见的证候，表现为高热、烦躁、面红目赤、气粗、口渴饮冷、口臭、便秘、溲赤，或斑疹吐衄，或神昏谵语，直视痉厥、舌尖红绛、舌苔黄腻或燥黄起刺，脉滑数或滑实等。

14

2. 内积热　当摄入体内的物质超过人体的正常需求量，其证候表现称为内积热或太过热，又称肝火、肝郁化火，是与外感热相对而言。内积热无外感证候，表现为头痛、面红目赤、心烦躁怒、不寐、口苦口干、口舌生疮、齿龈肿痛、口衄出血、尿赤便秘、舌苔黄腻、舌质红、脉数或弦数等。这些证候的产生是由于人体内新陈代谢的不平衡，摄入（新）"太过"，而排泄（陈）"太少"，体内的多余物质积聚太过，瘀久化热，超过正常人体所需而产生过多的热，称为实热，即内积热。

3. 内热　为水谷之气，进入体内所产生的维持恒定体温的热。在健康状态下，体内的产热和散热是相等的，体温保持在 36～37℃。当人体内的产热大于散热，体温就会升高；当散热大于产热，体温就会下降。在发生疾病时，产热增多常见于两种原因：一是体内的阴液不足，而产生阴虚或阴虚内热的证候，如五心烦热、潮热骨蒸、颧红盗汗、口干咽燥、头晕目眩、腰膝酸软、干咳痰少、舌红少苔、脉细数等，这些证均属于阴虚内热；二是由于体内的痰饮、水湿"太过"，弥散在体内，影响了散热，而产生内热证候，所以，湿盛时也会出现内热证候。

（二）燥湿

燥和湿是指人体内津液的多少，也是水液代谢的一种形式。津液超过人体所需，称为水湿、痰饮太过或湿盛。津液不足无法满足人体所需，称为燥盛、阴虚或阴虚内热。在临床上，湿盛较为常见。因水湿在人体内无处不到，弥漫全身，所以其证候千变万化。有的表现在局部，有的表现在某个脏器，也有的表现在全身。常见表现有头痛、头胀、头重如裹、全身或肢体酸痛、关节沉痛、游走不定、水肿、胸膈满闷、脘痞泛恶、呕吐便溏、面黄眼黑；也有的表现为皮肤湿疹、疖、痈、癣、疱疹、瘙痒、红斑、淋浊，女子白带、月经不调等。而燥多见于因慢性疾病而衰竭的患者，证候多见口干、皮肤干燥、皲裂，尿少便干结，干咳少痰，痰中带血等。

在临床上，首先应辨别外感热、内积热、内热以及燥、湿的“太过”和“不足”这五大证候，疾病才能迎刃而解。这就是疾病横行平面的表现规律。

二、疾病横行平面表现（辨证）规律诊治

疾病横行平面表现的治则在《景岳全书·传忠录·论治》中已明确指出，“凡看病施治，贵乎精一。盖天下之病，变态虽多，其本则一。天下之方，治法虽多，对证则一。故凡治病之道，必确知为寒，则尽散其寒；确知为热，则尽清其热。一拔其本，诸证尽除矣”。故《黄帝内经》曰：“治病必求于本。”

《景岳全书·传忠录·求本论》曰：“万事皆有本，而治病之法，尤惟求本为首务。所谓本者，唯一而无两也。盖或因外感者，本于表也；或因内伤者，本于里也；或病热者，本于火也；或病冷者，本于寒也；邪有余者，本于实也；正不足者，本于虚也。但察其因何而起，起病之因，便是病本。万病之本，只此表、里、寒、热、虚、实者而已。……直取其本，则所生诸病，无不随本皆退矣。”

《素问·至真要大论》曰：“寒者热之，热者寒之。”“实者泻之，虚者补之。”

根据疾病横行平面的不同表现，即寒热、燥湿、虚实、表里，可对应不同的治法。

（一）寒

1. **实寒**　四肢厥逆，畏寒蜷卧，呕吐腹痛，下利清谷，精神萎靡，或冷汗淋漓，脉沉细，或脉微欲绝等全身寒冷证候。

常用药：附子、干姜、肉桂、桂枝、细辛等。

参考方剂：四逆汤、回阳救急汤。

2. **虚寒**　腹中时痛，喜温喜按，手足不温，恶心呕吐，自利，不思饮食，口淡不渴，舌淡苔白，脉沉迟。

常用药：干姜、吴茱萸、蜀椒等。

参考方剂：理中汤、吴茱萸汤。

（二）热

1. **外感热**　感受由外邪所引起的证和证候，症见高热烦躁，面红目赤，气粗，口渴饮冷，口臭，便秘，溲赤，或斑疹吐衄，或神昏谵语，直视，惊厥，咳嗽气喘，咽痒喉痛，痰黄难咯，或疮、痈、疖、疔毒，舌苔黄腻或燥黄起刺，脉滑数或滑实。

常用药：石膏、知母、竹叶、黄连、黄芩、炒栀子、黄柏、鱼腥草、金银花、连翘等。

参考方剂：黄连解毒汤、普济消毒饮、银翘散、导赤散、仙方活命饮。

2. **内积热**　或称非感染热，或肝火、郁而化热。内积热为体内水湿、痰饮郁积过久而产生的热，其证候表现为头痛目赤，胁痛口苦，急躁易怒，耳鸣，耳聋，耳肿；湿热下注，阴肿、阴痒，筋痿阴汗，口舌生疮，小便淋浊，妇女带下。

常用药：龙胆、黄连、黄芩、黄柏、栀子等。

参考方剂：龙胆泻肝汤、泻心汤、导赤散。

3. 内热　人体通过体内产热和散热保持平衡来维持正常体温。体内水湿（津液）太过或不足时，都可能增加内热。当体内水湿（津液）不足时，由于自身的分解而产生的热，称为阴虚内热；当体内水湿（津液）太过时，内热也可产生，其机制是由于湿郁于肌表而阻碍了内热的散发产生。体内水湿（津液）太过或不足所表现的症状相同，都可见身热、手足心热、烘热、手足多汗、怕热等。不同点在于：水湿太过的内热可见水湿的其他证候；阴虚内热可见干或燥的其他证候。

常用药：生地黄、知母、玄参、青蒿、地骨皮、秦艽、白薇、龟甲等。

参考方剂：青蒿鳖甲汤、清骨散、清营汤。

（三）湿

湿为阴邪，湿气过盛可弥漫全身，症见头痛，头晕，头胀，头痛似裹，身困，失眠多梦，记忆力下降，急躁易怒，视物模糊，目干涩，畏光多泪，脑鸣，眩晕，耳聋耳鸣，狂躁抑郁；全身酸懒、重着，胸膈满闷、胀满，脘痞泛恶，口黏，大便溏泻，腹胀肠鸣，关节酸痛、僵硬，屈伸不利；全身瘙痒，斑疹肿块，皮肤黄染无光，皮炎，荨麻疹，湿疹，银屑病，疖，痈，疮，小便频数，涩滞不爽，尿少水肿，淋浊带下等。

治湿常用三法，即汗法、利法、燥湿法。

1. 汗法——以表证为主者

常用药：荆芥、防风、桂枝、细辛、白芷、菊花、薄荷、牛蒡子等。

参考方剂：桂枝汤、麻黄汤、荆防败毒散。

2. 利法——以水湿、水肿为主者

常用药：茯苓、猪苓、泽泻、车前草、滑石、茵陈、薏苡仁、冬瓜皮、大腹皮等。

参考方剂：平胃散、三仁汤、连朴饮、八正散、五苓散、完带汤。

3. 燥湿法——以燥湿为主者

常用药：黄连、黄芩、黄柏、栀子等。

参考方剂：黄连解毒汤、五味消毒饮、白头翁汤。

（四）燥

以燥为主的证候，以伤阴为主，口干唇裂，鼻咽干燥，口唇皲裂，尿少而黄，大便干结，干咳少痰，痰黏难咳或痰中带血，喘息胸闷，头晕耳鸣，腰酸遗精，颜面潮红，五心烦热，舌红少苔。

常用药：生地黄、龟甲、知母、天冬、麦冬、北沙参、枸杞子等。

参考方剂：百合固金汤、养阴清肺汤、一贯煎、六味地黄丸。

根据疾病横行平面的寒热、燥湿、虚实、表里证候，可组方开药。

例如：朱某，男，58岁，口苦，急躁易怒，头晕头痛，白天嗜睡，身体困倦乏力，夜间多梦，失眠，心烦躁闷，全身酸软，怕冷，手胀腿沉重，阴囊潮湿，手足心热，背瘙痒，不思饮食，大便不成形，每日3～5次，不畅，怕凉，尿频，易惊，舌苔白腻，脉弦滑。

分析：口苦、急躁易怒由水湿痰饮、停留日久、郁而化热

（内积热）引起，应给予清热泻火的龙胆和清热燥湿的黄芩、炒栀子等。夜间手足心热、弃被，不属于阴虚内热，而是由于水湿太过，弥散于肌肤，影响了机体散热机制而产生的内热，应给予凉血的生地黄、玄参、知母和潮热骨蒸的地骨皮、青蒿、牡丹皮等以使内热下降，改善暂时的临床证候，待水湿下降，散热机制恢复，才能真正恢复正常。头晕、嗜睡、多梦或肢体困乏且又入睡难，畏寒，手胀腿沉重，阴囊潮湿，手足汗多，背瘙痒，不思饮食，大便不成形、不通畅、次数多，易惊胆怯，甚则抑郁，都是由于水湿停留于机体组织和器官，造成不同部位水湿痰饮的临床表现和证候。

湿在头部可引起头晕、头胀、嗜睡，兴奋烦躁，多梦失眠，胆怯抑郁；湿在肌肤可引起全身酸懒，手胀麻，腿沉；湿在阴部引起阴囊潮湿，水肿；湿在背部可引起背凉，瘙痒。由于水湿寒凉留滞脾胃，可引起脾胃胀满，嗳气，吸收饮食不利，所以大便溏泄，胃肠怕冷，属脾胃虚寒。大便后仍感有便意，黏腻不爽，是由于胃肠黏膜水肿，刺激肛门神经而形成便意或解不净的感觉。也有的表现为大便干燥，数天一行，多是由于内热增加或内热太久形成。

治疗：在头者给予发汗，如荆芥、防风、白芷、菊花等，以解除头痛。多梦失眠适当给予镇静安神药，如酸枣仁、龙齿、珍珠母。湿在胃肠应给予健脾燥湿药，如白术、茯苓、白豆蔻、砂仁、生姜、陈皮等。在祛湿利水的过程中，机体内的钾容易丢失，应给予补气血药物，如人参、党参、黄芪等。

鉴于以上证候，可组方（暂命名为赵氏湿热方剂）：龙胆6g，黄芩10g，炒栀子10g，泽泻20g，车前子 (包煎)30g，白术10g，茯苓15g，砂仁 (后下)6g，炮姜10g，陈皮10g，荆芥

10g，防风 10g，白芷 10g，石菖蒲 30g，酸枣仁 30g，龙齿（先煎）30g，桂枝 10g，细辛 2g，生地黄 10g，地骨皮 10g，薏苡仁 30g，炙黄芪 40g，青蒿 10g。

先服上方 7～14 剂，根据患者服药后的反应调整方药。因湿性黏腻，不易速祛，一般需服药 1 个月或更长时间。

在服药过程中，由于水湿逐渐好转，患者感到轻松、有力，精神振作，面色光彩，黑眼圈消失，面荣光。

总之，在临床中应首先辨别证候，并且分清以哪个证候为主。以湿为主，其横行平面表现为湿邪；以燥为主，其横行平面表现为燥邪；如以热为主者，应分清，外感热、内积热和内热。这五个证候中，具备两个或者两个以上证候即可组方开药。在临床中，每种疾病都具备这一规律，所以称为横行平面表现（辨证）规律，是临证最常用的规律。

小结说明（图 2-1）：万病皆有本，治法以求本为首务。外感为表，内伤为里，热本为火，冷本为寒。邪有余为实，正不足为虚。起病之因，便是病本。万病之本，只此表、里、

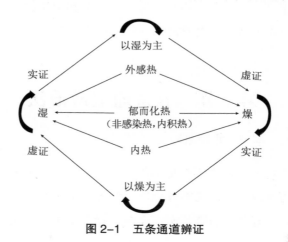

图 2-1　五条通道辨证

寒、热、虚、实、燥、湿者。直取其本，所生诸病皆退矣。

①外感热：以外邪侵入机体为主的热。

②内积热（郁而化热、非感染热）：即肝火，是因体内物质太过，日久而化热。

③内热：是水谷之气产生的热和散热不平衡形成的热。

④机体生病，除外感热外，就是机体内物质"太过"的实证和"不足"的虚证所导致的证和证候表现。

⑤治则："补其不足""泻其有余""热者寒之""寒者热之"。

⑥在正常情况下，机体内的湿和燥、热和寒是平衡的。当生病时，"太过"和"不足"超出了机体适应范围。如湿太过是体内的痰湿、水饮过多。湿是流动的液体，可弥漫全身，由于患者的感知不同，证和证候有多寡之分，病情有轻有重。排除外因，水湿郁积太久，即产生内积热。内热来源于水谷之气，一种为水湿太过，湿邪阻碍内热的散发；另一种是由于燥邪致使体内水分不足而产生的阴虚内热。我们只要辨清和掌握湿或燥、外感热、内积热（郁而化热）和内热这五个基本证候，就可组方开药。这就是疾病横行平面（辨证）表现的辨治规律。

第三节　五条通道辨治法

一、五条通道形成（图 2-2）

中医认为，世界本身是阴阳二气对立、统一结果。阴阳平衡才平衡健康，阴阳失衡才能成为病态。西医认为，新陈代谢平衡，属于健康；新陈代谢不平衡，就会生病。人生病也是这

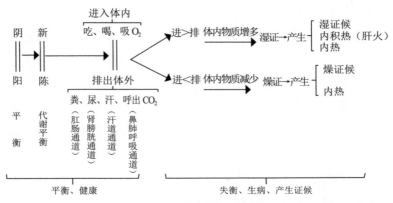

图 2-2　五条通道形成路径

个道理。进入机体内的物质和从机体内排出的物质平衡人体才能健康。进入人体内的物质太多或太少和从人体内排出的物质太多或太少，都可引起人体失衡。人体内的物质太多或不足，都可以使人体产生病态而生病。人的吃、喝、拉、撒、呼吸都可使人体失去平衡，产生疾病。

我的治病思路，就是根据人的吃、喝、拉、撒、汗、呼吸及十纲中的表（外）里通道思路，诊治疾病。

我认为每个整体都有自己的标准，超过或者不足这个标准，整体就会发生变化。人是一个整体，也有自己的标准。

人体有很多标准，在正常情况下，这些标准表现不出来，只有在生病或严重超标或不足时，才能表现出来，这就是病理证候。如人的血压，正常是 120/90mmHg，超过 120/90mmHg，就是血压偏高，或者称高血压，不足 120/90mmHg，就是血压偏低，或者称低血压。

血糖，空腹血糖是 3.9～6.1mmol/L，超过 6.1mmol/L，为血糖偏高，或称糖尿病，低于 3.9mmol/L，就称低血糖；红细胞

（RBC）正常是（4.0～5.5）$\times 10^{12}$/L，如果超过 5.5×10^{12}/L 就是红细胞太多，称红细胞增多症，低于 4.0×10^{12}/L，就是红细胞不足，称为贫血；正常尿中潜血为阴性，当尿检查时，尿中有血（潜血），称为潜血阳性，说明尿中有出血等。人的每个脏腑、器官、组织都有一定的正常范围，在这个范围内，人可以正常生存，当超出或不足这个范围时，人就会感到不适（出现证候）或生病。人可以说，是由津液组成的，津血同源。当超出人体的正常标准，中医称为湿盛（实证），不足人体的正常标准，称为燥证、阴虚（虚证）。

医生看病，是以正常标准为基准，来衡量患者是否生病。人在正常标准内属健康，超出（太过）或不足正常标准属病态。所以，不管是中医，还是西医，也不管是内因，还是外因，只要超出（太过）或不足正常标准范围，都是医生诊病的根据和治则。

我认为，人体的正常标准，就是进入人体内的物质（吃、喝、呼吸）和从人体内排出的物质（废物）是相等的。进、排相等，即阴阳平衡。当进、排不相等或进、排通道障碍时，人体就会生病或产生病理证候，即阴阳失衡，病态。

人体进、排通道，也即人体的表（外）里通道，共有五条：

1. 进入机体水谷的口、胃肠消化通道，以进食水谷和消化为主。

2. 从体内排出粪便的肛肠通道，以排出粪便为主。

3. 从体内排出尿液的肾膀胱通道，以排出体内尿液为主。

4. 从体内吸、排（呼）空气的鼻、呼吸通道，以吸收氧气，排出体内二氧化碳为主。

5. 从体内排出汗液的汗道通道，以排出体内的汗液为主。

这五条通道中，有一条或几条通道发生障碍或不畅通，人就会产生病理证候或生病。我们帮助解除，或疏通通道障碍，使之达到新的平衡，就属治疗。所以这五条通道，既是生病的关键，又是治疗的关键。所以我认为五条通道是辨治疾病的重要方法。

二、与五条通道相关的常见证候和疾病

（一）四条排泄通道

1. 肛肠通道　肛、肠通道是以排泄粪便为主，常见证候是便干和便溏。便干，病因多以燥热为多；便溏，病因多以寒湿为多。肛肠（表里）通道障碍，也可产生很多证候。如：肛门痛、异物感（肛门痔）、大便不畅（肛门狭窄）、肛周包块（肛漏）等。

便干不通，除肛肠堵塞证候外，还会因堵塞部位以上的肠管和肠内食物变化而产生一系列证候。如：腹痛、腹胀、恶心呕吐等。肠管内食物变化和吸收也会产生一系列证候。如：口苦、口臭、口中异味、急躁易怒、口舌生疮、牙龈肿痛等。这些证候在多种疾病中都会出现，是一个共性证候，中医称为肝火。便溏，是以寒湿病为多，除大便溏稀、次数多、排不干净感，还会有再次大便感，但再次便时，大便很少或没有，胃肠怕寒凉、怕辛辣、怕油腻等。

肛肠通道常见疾病，有肛门痔、肛漏、肛门裂、脱肛、肛门瘙痒、肠息肉、直肠癌等。

2. 肾、膀胱通道　肾、膀胱通道是以排泄尿液为主。常见证候为多尿和尿闭，病因比较复杂，多数以热为主。有时候在同一个疾病中，既有多尿又有尿闭。常见疾病，有尿道炎、膀胱炎、肾炎、肾肿瘤、肾衰竭、糖尿病肾病、尿崩症、前列腺

肥大等。中医还包括生殖系统疾病，如阳痿、遗精、早泄、不育、精少等。

3. 鼻、肺呼吸通道　鼻、肺呼吸通道，吸入氧气进入机体和排出体内二氧化碳，使体内气体平衡。鼻、肺呼吸通道常见证候，以外感热形成的证候较多。如鼻痛、鼻干、鼻流涕、咽痛、咽痒、咳嗽、咳痰、胸闷气喘、呼吸困难等。常见疾病有：鼻炎、咽炎、扁桃体炎、气管炎、肺气肿、肺心病、尘肺、肺癌等。

病因多是自然界的细菌、病毒、微生物感染后，在鼻、肺呼吸通道形成炎症，传播到全身形成全身炎变。如：发热、心肌炎、心内膜炎、心包炎、胆囊炎、肾炎等。由于鼻、肺呼吸通道感染引起的疾病广泛，所以鼻、肺呼吸通道感染有"百病之源"的称号。

4. 汗道通道　汗道通道，是以排出体内的汗液为主。其证候是多汗和无汗。多汗，常与体内湿、热有关。体内（里）湿、热重，体外（表）湿、热轻，机体为保持表里通道平衡，就以排汗降温、排汗祛湿。如果此时表里通道不畅，就会发生各种皮肤病。如：瘙痒症、荨麻疹、湿疹、牛皮癣等。无汗，多与体内寒、燥有关。体内寒重，液欲凝，凝不欲发散；或燥，属津少阴虚，阴虚汗源不足，故无汗。

汗道通道的病变主要表现在皮肤上，皮肤（表）以小红点、小红斑、小红片、小红疙瘩为主的表现，说明机体内（里）热盛；以小液滴、小水疱、小疙瘩、小水气为主的表现，说明机体内（里）湿重；如果皮肤以红、肿、渗出为主的表现，说明机体内（里）湿、热皆重。这就好像花朵鲜艳美丽，说明花的根部水丰肥足，如果花干枯说明根部水乏肥缺。我认为皮肤病的病理病机是花根关系，故称皮肤病的辨证，为花根辨治法。

（二）一条是进入机体的通道

口、鼻呼吸通道，是进入机体的通道。食物、水通过口进入机体，经消化、运输到身体各部，供机体利用和维持生命。鼻是吸入空气中的氧气进入机体，氧化全身代谢，同时把体内各组织器官代谢产生的二氧化碳，通过鼻、肺呼吸通道排出体外，清除体内废气。

口的证候，多见于纳强和纳呆，同时伴有其他一系列的胃肠不适表现。如：胃痛、胃胀、恶心呕吐、消瘦等。常见疾病为消化不良、胃炎、胃溃疡、厌食症、胃癌等。

鼻，是鼻、肺呼吸通道的一个器官，其表现同鼻、肺呼吸通道的表现。

五条通道病因，除外感热形成的疾病外，其他体内因素，主要是寒热、燥湿和精神神经因素，这五种因素，谁为主谁就是主证。以热为主，就是热证；以寒为主，就是寒证；以湿为主，就是湿证；以燥为主，就属于燥证（十纲中的虚实，实多是太过表现，虚多是不足表现）。实，在体内或通道中向虚流动，如通道不畅通或受阻，就会形成证候，产生疾病。所以人体保持五条通道平衡（阴阳平衡）是绝对重要的，也是健康延寿的最佳条件。

三、中医疾病病机与临床表现

（一）中医疾病病机

中医诊治疾病是以十纲为基础，以表里通道为调节。

十纲中的阴阳是总纲，它把人体与外界（自然界）的物质，归为两大类，来诊治疾病，即阴证和阳证。阴证包括寒、湿、阳证包括燥、热。

虚实是多少。一般来说，量大为实，量小为虚。对人体来说，超过（太过）人体正常标准范围为实，不足人体正常标准范围为虚。虚实移动方向，以实向虚移动，目的是机体恢复平衡。

寒热是性质。体内热来源于津液、血。体内津液超过人体正常标准范围，所产生的热，属于热胜（实），称为内积热，中医称为肝火。体内不足正常标准范围，所产生的热，称为虚热。虚热为体内阴虚；或阴虚内热，称为内热，也是致病原因。寒：超过人体正常标准范围，称为实寒；不足人体正常标准范围，称为虚寒。

燥湿：燥湿是体内水液量，在体内水液又称为津液、血。津血超过（太过）人体正常标准范围，称为湿胜（实），不足人体正常标准范围，称为燥（虚），也就是阴虚或阴虚内热。

寒、热、燥、湿是人体致病的四大因素，它们和表里通道（不畅或障碍）单独或联合作用机体，是构成临床证候的基础。

（1）寒、热、燥、湿在体内（里）超过（太过或实）或不足人体正常标准范围，表里通道又不畅通或障碍，机体就会生病，产生证候。

（2）寒、热、燥、湿在人体外（表），超过（太过、实）或不足人体正常标准范围，人体外界（自然界）寒热、燥湿压力大于（超过）人体内（里）的寒热、燥湿，体内毒素（废物）不能排出体外，人体也会生病，产生证候。如中暑或冻伤、冻死等。

（3）寒、热、燥、湿在体内里（里），不足（虚）机体正常标准范围，或表里通道不畅通、障碍，机体也会生病，产生证候。

（4）寒、热、燥湿在机体外（表），不足（虚）机体正常标准范围，机体外界（自然界）的寒热、燥湿压力小，机体内

（里）的物质排出体外过多，也会造成机体生病，或产生证候。

寒、热、燥、湿四大致病因素，在表里通道的不同位置、不同通道。

（二）五条通道所产生的机制不同，所产生的证候也有异

1. 自然界的寒热燥湿与体内的寒热燥湿病理病机（表里通道进排）变化机理（表2-3）

表2-3　寒热燥湿变化机理

类别	外因	表里通道方向	意　义
正常		表→里（虚）	补充：吃、喝、氧气。保持正常标准。
		表←里（实）	排出：粪、尿、汗、二氧化碳。保持正常标准。
异常	无外界（自然界）因素参与	表←里（实）	体内寒热燥湿超过正常标准。体内排出太过的寒热、燥湿，恢复正常标准。
		表→里（虚）	体内寒热、燥湿不足正常标准。体外补充不足体内的寒热、燥湿，恢复正常标准
	外界寒热燥湿超过机体正常标准	表 I ← 里	体内的寒热燥湿，在正常标准内，体内废物排不出，机体生病。
	外界寒热燥湿不足体内寒热、燥湿	表 ← 里	体内的寒热、燥湿，在正常标准内，不影响机体排存
	外界寒热燥湿超过，体内大于正常标准的寒热燥湿	表 I ← 里	体内过多的废物排不出体外，机体生病。
	外界寒热燥湿不足，体内大于正常标准的寒热、燥湿	表 ← 里	体内过多的废物可排出体外，机体不生病

注：表内"I"，表示外界寒热、燥湿阻挡，体内的寒热、燥湿的排泄。

2. 无自然界（外因）影响，机体自身寒热燥湿病理病机变化机理（图 2-3）

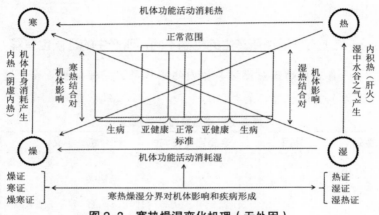

图 2-3 寒热燥湿变化机理（无外因）

说明：

①十纲：八纲＋燥湿（燥湿代表机体津液，津液为机体的主体成分）没有燥湿（津液），寒热、燥湿变化无根。

②阴阳：为总纲。阴阳包括表里、虚实、寒热、燥湿。

③表里：是机体内（里）外（表）位置和机体表里通道，是寒热、燥湿和废物排泄途径。没有表里通道的流动，机体不能达到新陈代谢平衡。

④虚实：是多少之意。多者重者为实，少者轻者为虚，实者向虚流动，在体内外（表）的寒热燥湿，谁实就可向虚方向流动，其目的也是为表里平衡。

⑤寒热：是性质。人体津液中的有机物质（营养）产生热。这种热在机体正常标准范围内，维持人体的恒温和供机体活动。当有机物产生的热量超过机体正常需要范围，过多的热就称为内积热（肝火）；不足机体正常需要范围，机体为了生存

30

仍需要活动，就会自身分解。自身分解产生的热，称为内热。机体在自身功能活动中也需要消耗热，热消耗机体变寒。

⑥燥湿：燥湿是机体津液的多少。超过机体正常标准的湿为实。湿（实）在机体内可向燥（虚）方向发展、流动。燥（阴虚）低于机体正常标准，机体自身分解所产生的热，称为内热，即阴虚内热。所以内积热（肝火）是机体超过正常标准范围的热量。内热（阴虚内热）是机体低于正常标准范围，自身分解产生的热，为内热即阴虚内热。内积热（肝火）和内热在疾病中是共性证候，不管是什么病，在某些阶段都可以出现。

人体内的寒热燥湿多是相互结合而产生证候或疾病。由于结合的不同，寒热燥湿所产生的证候轻重不同，而形成的证候或疾病也不一样，这就形成了证候的复杂性，所以证候中常见似热觉寒、似寒觉热、寒热模糊、混淆不清的怕冷怕热证候表现，医生要细细判断，才能做出准确诊断。

⑦亚健康：是机体的伸缩性。伸缩有一定的范围，在一定的范围内机体可以自身调节到正常范围。当超过（太过）最大伸缩范围，或不足最小伸缩范围，机体又自身调节失灵，机体就会生病，或热、或寒、或湿、或燥、或混合疾病。

⑧正常标准范围：是机体在这种范围内最适宜生存，最健康。机体有很多正常范围，在正常范围内机体不会生病，超过或不足正常范围，机体就会出现病态证候或生病。如：血压标准是 120/90mmHg，超过 120/90mmHg 就是血压偏高，超过 140/95mmHg 就称为高血压，不足 120/90mmHg，就是血压偏低，或者称为低血压等。

（三）临床表现，以湿热为例

1.湿邪侵犯大脑，脑组织水肿，引起头痛、头晕、头蒙、头胀、记忆力下降、多梦失眠、惊恐害怕、狂躁抑郁、癫痫，甚至昏迷、抽风等。如脑水肿波及十二对脑神经还可以引起耳、眼、鼻、喉、面等证候。若有外界（自然界）风、热影响时，还可以引起眼干、鼻干、口唇干。有的医生诊断为干眼症、干燥综合征，这是不对的。因为此时眼干而有泪、鼻干而有涕、口唇干而不喜饮、饮多胃脘不适等。根据舌苔白腻，仍符合湿证。所以诊断干眼症、干燥综合征是错误的。这就好像一个多汁的苹果，放了几天苹果表皮水分蒸发了一些，从整体看苹果里面仍是多汁的道理一样。

2.胸背、四肢肌组织是由肌腱、肌丝、肌组织组成。当湿邪侵犯肌腱、肌丝、肌组织时，这些组织充血、水肿，肌腱、肌丝、肌组织纤维增大、增粗，肿胀活动受限，就会产生以下证候。

（1）胸、背、腰、四肢关节酸痛、怕冷、怕风、麻木、僵硬、活动失灵。

（2）湿属于寒，肌组织寒凉，所以病人怕冷、怕寒，又由于湿邪散布广泛，阻碍了体内热的散发，机体内热散发不出，内热盛可引起潮热、烘热、手足心热，身热有汗，身热易露在被子外，这就是临床上的外寒里热现象，称寒包火。

（3）湿邪聚积关节，关节充血、水肿、关节肿痛、游走不定，遇寒加重，得热减轻，活动障碍。

（4）湿邪聚积足跟、足底、足部麻木，晨起床站立时，突然暴痛。这是因为足跟、足底湿重，再加体重压力，使足跟、足底暴胀所致。

3.湿邪侵犯胃肠道，胃肠黏膜充血、水肿，有以下表现：

（1）食欲不振、不饥不饿、食多胃胀、疼痛不舒、反酸烧心、游走疼痛。

（2）肛肠黏膜神经受刺激，大便似有解不干净感，有再解便欲望，但再次便时量很少或无，这是肛肠黏膜神经受刺激造成。

（3）胃肠中的食物发酵产气，可产生腹胀、腹痛、恶心欲吐、痛处不定，矢气肠舒。

（4）胃肠黏膜充血，吸收不良，粪便中的营养物质过多，大便黏腻粘马桶，气味奇臭。

4.湿邪侵犯腋下、外阴部、肛肠黏膜，这些地方容易多汗潮湿、分泌物增多，如白带多、阴部潮湿、肛周潮湿、瘙痒等，与这些地方黏膜薄、松弛有关。

5.湿邪侵犯皮肤，可产生皮肤瘙痒、荨麻疹、湿疹、红斑、牛皮癣等。

6.湿邪侵犯喉、舌体，使舌体、喉部充血、水肿，可造成语言变音、声音增粗、语言不清、声嘶、音闭，或鼾声似雷、咬舌咬腮、牙龈肿痛、出血等。

7.湿热邪侵犯机体任何一个部位，都会造成局部水肿，或刺激神经兴奋，产生内积热（中医肝火），形成口苦、急躁易怒、口舌生疮、牙龈红肿、出血等，这是临床中常见的共性证候。

8.西医疾病，多是病因命名，但疾病病机变化的结果，仍是中医的湿证或燥证或混合证候。如西医的心力衰竭（病因命名），病机变化结果的证候是下肢水肿或肺水肿，都属中医的湿证，其治则也是利水强心为主。所以中医诊治疾病一定要审证准确，疗效才高。

注意：本篇是以湿热证候为例，同一个证候或相似的证候，可能出现在同一个疾病中，也可出现在不同的疾病中，因此在审证时还要进行分析与鉴别。

四、 五条通道的治疗

（一）五条通道的治疗，首先要理解以下几个病理证候

1. 热

（1）外感热：外感热是外邪（细菌、病毒、微生物）侵犯机体，邪正斗争产生的热。外感热首先侵犯鼻、肺呼吸通道引起上呼吸道感染、气管炎、肺炎。外邪在肺进入血液，游走全身形成全身炎变，如侵犯心肌形成心肌炎、侵犯心内膜形成心内膜炎、侵犯胆囊形成胆囊炎……由此可见，体内很多热（炎变）与外感热形成异病而同源。因此，外感热与很多体内炎症的处理（治疗）方法是一致的。

（2）内积热（肝火）：内积热是机体在无外因时，体内超过机体需要的物质，这种超过机体的物质，在体内发酵，形成体内过多的热，这种过多的热，体内不需要，但影响机体正常生理功能，属毒性热，故机体也必须排泄掉。

（3）内热（或阴虚内热）：内热是机体本身功能不足，又要维持正常生理需要，故机体自身分解产生的热，也是属于损害身体的一种病理热。它不是单纯身体阴虚，产生的独特证候。而是多种疾病引起的一种证候，如湿热太过，也可产生内热等。

2. 湿（太过的湿） 湿是体内超过自身代谢所需的过多津液。这种过多的津液也是影响机体生理正常代谢的水液，是机体多余的水分或称痰湿。

3. 燥 燥是在体内不能满足身体代谢需要的津液，有时需要机体自身分解产生的燥（即阴虚内热），这种燥不但影响机体正常代谢而且在体内也会产生疾病（阴虚内热类疾病）。

4. 寒 寒邪除有外寒入侵，机体内水谷的消耗，都可以使机体内寒增加，形成各种寒冷。

这六大证候（外感热、内积热、内热、湿、燥、寒）是机体代谢不正常产生的病理证候，在机体正常时这些证候是不会出现的。只有机体代谢的不正常时才能出现。所以，在临床上，只要掌握好这六大证候，进行纠正、恢复，就是很好的治疗，就可使机体尽快达到新平衡，恢复健康。

（二）治疗，是促进各条通道尽快达到新的表里平衡，由于各条通道功能不同，治疗各有特点

1. 口、鼻进入通道治疗重点 吃、喝、形成的纳强（消化过张）、纳差（消化不良）、腹痛、腹胀、恶心呕吐、便溏、便秘等；鼻：属于鼻、肺呼吸通道（见呼吸通道治疗）。

2. 鼻、肺呼吸通道的治疗重点 以呼吸通道的各种炎变，如鼻炎、扁桃体炎、气管炎、肺炎、肺心病呼吸困难等，炎变是鼻肺呼吸通道重点，炎变是中医的热＋水（或痰湿），要抓住清热解毒、止咳祛痰、利水消肿治疗，要防止大热不止、热盛肉腐。

3. 肾、膀胱通道 也是以炎变为主，这种炎变多是在疾病初起多见，晚期多由于脏器损伤引起功能障碍。如：肾功能衰竭等。有功能损伤者，调节水液代谢平衡为主。

4. 汗道通道 是以汗道不通畅或障碍，体内过多的寒、热、燥、湿，不能顺利排出，形成的多种皮肤证候和皮肤疾病，重点应以花根辨治法，使汗道的表里通道达到新的表里平衡，疾病即可痊愈。

5. 肛、肠通道 是以解除粪便的排、存为重点，便干以排

为主，便溏是存、止（恢复排便正常）为要。

（三）用药

1. **热的治疗** 分三种。

（1）外感热：以清热解毒、清热泻火药为主。

①鼻、肺呼吸通道多用：鱼腥草、金银花、金荞麦、连翘、板蓝根、石膏等。

②肾、膀胱泌尿通道多用：黄连、黄芩、黄柏、栀子、龙胆草、金银花、连翘、蒲公英等。

③肛、肠通道多用：黄连、黄芩、黄柏、栀子、大黄、芒硝、番泻叶、火麻仁、决明子等。

④汗道通道多用：黄连、黄芩、黄柏、栀子、龙胆草、蒲公英、金银花、紫花地丁、野菊花等。

（2）内积热（肝火）：多用清泻肝火的药物，如：龙胆草、黄芩、黄连、黄柏、栀子等。

（3）内热：多用养阴凉血的药物，如生地黄、玄参、知母、青蒿、地骨皮、牡丹皮、赤芍、水牛角等。

2. **湿的治疗** 祛湿的方法有三种。

①解表祛湿：常用荆芥、防风、白芷、薄荷、麻黄、桂枝、细辛等。

②利水通淋：常用茯苓、猪苓、泽泻、车前子、茵陈、滑石、薏苡仁、冬瓜皮等。

③清热燥湿：常用黄连、黄芩、黄柏、栀子、龙胆草等。

3. **燥的治疗** 常用沙参、麦冬、百合、玉竹、石斛、枸杞子、女贞子、龟甲等。

4. **寒的治疗** 常用附子、肉桂、干姜、吴茱萸、小茴香等。

5. 对证用药

① 止咳化痰：常用杏仁、桔梗、贝母、前胡、瓜蒌、苏子、桑白皮等。

② 发热：常用荆芥、防风、薄荷、菊花、石膏、知母等。

③ 鼻塞多涕：常用辛夷、苍耳子、白芷等。

④ 咽喉肿痛：常用马勃、山豆根、青果、木蝴蝶、芦根、天花粉等。

⑤ 喘甚者：常用麻黄、白果等。

⑥ 心烦：常用淡竹叶、天花粉、栀子等。

⑦ 淋痛：常用萹蓄、瞿麦、滑石、赤小豆、石韦等。

⑧ 瘀血者：常用丹参、川芎、桃仁、红花、泽兰、郁金等。

⑨ 便秘：常用火麻仁、郁李仁、决明子、桃仁、大黄、番泻叶等。

⑩ 便溏：常用生姜、炮姜、干姜、肉豆蔻、赤石脂、禹余粮等。

⑪ 腹痛腹胀：常用陈皮、青皮、枳壳、枳实、木香、乌药、香橼等。

⑫ 失眠：常用炒酸枣仁、珍珠母、夜交藤、龙齿、龙骨等。

⑬ 尿血：常用茜草、白茅根、大蓟、小蓟、仙鹤草等。

⑭ 呃逆欲呕：常用旋覆花、代赭石、半夏、生姜等。

⑮ 消化不良：常用神曲、山楂、麦芽、鸡内金等。

⑯ 胃痛：常用川楝子、延胡索等。

⑰ 反酸：常用黄连、吴茱萸、海螵蛸、煅瓦楞子等。

⑱ 血虚：常用当归、熟地、鸡血藤等。

⑲ 气虚：常用人参、党参、太子参、黄芪、大枣等。

⑳ 白带过多，外阴潮湿：常用白果、芡实、桑螵蛸、覆盆子、海螵蛸等。

㉑阳痿：常用淫羊藿、仙茅、肉苁蓉、菟丝子、沙苑子等。

㉒头痛头晕：荆芥、葛根、白芷、羌活、藁本、柴胡、天麻、钩藤等。

（四）举例

患者，蒋某，男，65岁。

刻下证：口苦、急躁、头昏、易困、失眠多梦、全身酸懒、怕冷、腿沉、腰背酸胀、僵紧、阴囊潮湿、皮肤时有瘙痒、夜加重、大便日3～4次、不成形、拉不干净、怕吃凉食、手足多汗，夜间手足易在被外、休息时加重，活动减轻。舌尖红，苔黄腻。

【证属】脾虚湿困，湿郁化火。

【治则】清热祛火，健脾祛湿。

【方用】五道通（湿热）方。龙胆草10g，黄芩10g，炒栀子10g，生姜12g，陈皮15g，木香15g，荆芥12g，白芷12g，薄荷12g，石菖蒲20g，炒枣仁30g，珍珠母30g，薏苡仁30g，泽泻30g，车前子30g，冬瓜皮30g，桂枝10g，细辛2g，地骨皮10g，牡丹皮20g，芡实15g，续断15g，羌活20g，黄芪30g，苍术10g。7～14服，水煎服，日2次。

【注意事项】

1. 饭前服药，如服药后胃部不舒服，可在饭后服药，每日2次，早晚服药。

2. 如服药期间大便稀，次数多，可在药中加入1～2片生姜或用生姜冲热水饮。

3. 吃药期间少吃或不吃羊肉、狗肉、油腻、辣椒、酒、枸杞、六味地黄丸等（因胃肠湿邪困重，这些食物不易吸收，或加重证候）。

4. 多吃冬瓜、薏仁米、赤小豆（帮助体内水湿排泄）。

5. 口渴时适当饮水，但不可过多，过多饮水，有时会肚胀或胃内有振水声，说明胃内水湿太多，吸收不良。

6. 适当运动。

7. 痰湿病人比较难去除，须连续用药，大约月余或更长时间。

8. 自煎药时，尽量浓缩药量，第一煎药汁和第二煎药汁混合后，如果药汁太多可把药汁再倒回锅，再熬一熬，水分蒸发，药汁浓缩。每次服药汁 50～100 毫升即可。尽量浓缩更好。

患者用药 2 月余，诸证逐渐减轻好转，生活转入正常。

【按】此病例是根据五条通道辨治的。

1. 龙胆草、黄芩、炒栀子是清除内积热（肝火）。

2. 生姜、陈皮、木香温胃健脾，祛除因湿生胃寒（改善口、胃通道）。

3. 荆芥、白芷、薄荷、石菖蒲改善因湿引起头昏、头痛、身困乏（开放汗道）。

4. 炒枣仁、珍珠母祛除因湿引起的失眠（对症治疗）。

5. 薏苡仁、泽泻、车前子、冬瓜皮祛湿利水（开放肾、膀胱通道）。

6. 桂枝、细辛解表温阳、祛除怕冷（疏通汗道通道）。

7. 地骨皮、牡丹皮祛除机体内热。

8. 芡实祛除因湿引起的阴囊潮湿。

9. 羌活、续断改善腰背僵、紧、酸痛（疏道汗道通道）。

10. 黄芪防止祛湿、利水所引起的体内钾丢失，引起的疲乏无力。

此方是消除五条通道障碍，促使五条通道尽快达到新平衡，健康早恢复。

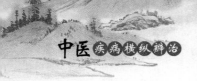
第四节　疾病病因病机辨治法

病因

①外因→外邪（细菌、病毒、微生物）→侵入机体→正、邪斗争→产生红肿→外感热

本质相同 ⎱ 治则：大同小异

太过→湿（水＋有机物质）→有机物发酵形成热←红肿（水＋热）→内积热（肝火）

②内因→不足→阴虚→机体自身分解→内热

进→进食、饮水

排→鼻、肺、呼吸通道　肛肠通道、膀胱通道　肾、汗道通道

进、排失衡

③通道障碍

表里通道障碍

动、静脉通道障碍　静脉通道障碍　淋巴管通道障碍

病理病机

①外邪→外感热→上呼吸道（咽、鼻、喉、扁桃体）感染（初始病灶）→进入血液、随血液周游全身→继发病灶形成的疾病

气管炎、肺炎、肺气肿、肺心病
心肌炎、心内膜炎、心包炎
肝炎、肝脓肿、胆囊炎、肠炎
膀胱炎、肾炎
荨麻疹、瘰疬症、湿疹、银屑病

40

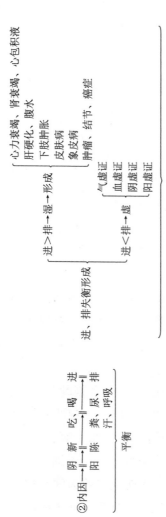

②内因

阴＝新陈代谢

阳

吃、喝＝进

粪、尿、汗、呼吸＝排

平衡

进、排失衡形成

进＞排→湿→形成
- 心力衰竭、肾衰竭、心包积液
- 肝硬化、腹水
- 下肢肿胀
- 皮肤病
- 象皮病
- 肿瘤、结节、癌症

进＜排→虚
- 气虚证
- 血虚证
- 阴虚证
- 阳虚证

失衡形成的疾病

脑血管疾病、肺栓塞

③通道障碍形成的疾病
- 动脉障碍→冠心病、高血压、脑血管疾病、肺栓塞
- 静脉障碍→静脉栓塞
- 淋巴管障碍→淋巴结炎、栓塞

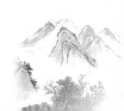

41

治则（以湿证为例）

（一）热治疗 ┤ 外感热常用药
　　　　　　　内积热（肝火）常用药
　　　　　　　内热常用药

（二）湿治疗 ┤ 解表祛湿常用药
　　　　　　　利水祛湿常用药
　　　　　　　清热燥湿常用药
　　　　　　　风湿常用药

（三）对症治疗 ┤ 头痛治疗
　　　　　　　　失眠治疗
　　　　　　　　血压治疗
　　　　　　　　胃痛治疗
　　　　　　　　病因治疗

以上内容主要说明疾病的病因（寒热、燥湿）与五条通道的关系及治则。

一、病因

（一）外因

来源于外邪（空气中的细菌、病毒、微生物）→入侵机体→邪正斗争→在上呼吸道（咽、喉、鼻、扁桃体）→形成初始炎性病灶→初始炎性病灶随血液周游全身→形成继发病灶→在身体各部形成多发性疾病。

炎症的本质是中医学所说"阳胜则热""热胜则肿""大热不止""热胜则肉腐"。故热应是热＋水（痰湿），初始病灶是热＋水（痰湿），身体各部的继发病灶亦是热＋水（痰、湿）。在形成疾病时，由于痰湿的多少不同，故称呼有所区别。以热为主者称为炎症，称为热。以水（痰湿）为主者称为痰，称为湿，或称为水肿。外邪入侵机体的疾病，多称为炎症（中医称"热"），治疗多以清热解毒、清热燥湿、清热泻火为主。

（二）内因

疾病产生的内因，源于机体内物质的"太过"或"不足"。

1. "太过"是机体的水湿太多，形成湿证。湿通常指水和水内的有机物质。有机物质在体内发酵产生的热，是逐渐积聚而成的，故称为内积热（肝火）。内积热最后形成肉腐，所以内积热和外感热的本质都是热＋水（痰湿）（肉腐）。西医称为炎症，均可形成红、肿、热、痛，所以其治则，同外感热大致相同。以痰湿为主者称为湿，由于湿中有热形成，所以临床上称为湿热证。以热为主者称为炎症。湿热证中多以湿为主，湿郁而化热（湿中有机物质化热）。热由湿生，所以湿证初起时以恶寒重、发热轻、身重痛为主证，同时伴胸闷、腹胀、便溏不爽，继而身热不扬，似寒觉热，似热觉寒，寒热模糊，或怕冷怕热。湿为阴邪，其性腻浊，最易伤阳，所以常见头蒙身重、耳鸣耳聋、目花、神迟滞呆、消化迟缓等功能减弱现象。

湿热为病，重在治湿，因有湿才有热，故湿祛则热无源再生。所以，治湿热之病重在解表、清利痰湿，不能把重点放在热上，否则易造成阳气伤亡。

2. "不足"是机体内的津液减少。由于津液减少，机体为了维持生存，就要进行自身分解，这个过程中机体也会产生热，所以，中医称这种分解热为阴虚内热。这种阴虚内热不只是阴虚产生（机体的产热和散热机制是相互平衡的），湿热证也会形成内热，故统称为内热比较合理。内热表现为低热、手足热、潮热、盗汗骨蒸。

3. 通道障碍。机体的通道是表里通道。它是机体内外交通，是调节机体内外不平衡的通道。物质进入机体的通道，只有口、鼻。排出废物的通道,有肛肠通道;肾、膀胱泌尿通道;呼吸和汗道通道。这四条通道,可以把人体内的代谢产物以及太过的寒热、燥湿等废物通过不同形式排出体外,以维持人体正常的新陈代谢,实现机体的平衡;这四条通道也可以把自然界过多的寒热、燥湿和毒性物质拒之体外,发挥保护作用。如表里通道不通畅、发生障碍,机体内的过多物质就会积聚,刺激身体各组织、器官,造成不适。所以,通道障碍也是人体生病的重要原因。

二、病理病机

病理病机是在病因形成的基础上,相互联合作用于机体,产生各种各样的病变和疾病。总体分析,所产生的疾病,可分为痰湿类和燥类两大类。

中医诊治疾病是以共性为特点(宏观看问题),而西医是以病因和病因产生的表现为特点(微观分析)。例如,西医将心肌收缩无力,诊断为心力衰竭。其治疗是以强心药和利尿药为主;心力衰竭会导致下肢水肿和阵发性哮喘(肺水肿),属中医学的"湿证"范畴,其治疗以祛湿为主。所以,西医学的很多疾病与中医学的湿证或湿热证相关。

三、治则

中医治疗疾病,主要根据"五条通道辨治"方法。通过问诊,知其病因及太过或不足的寒热、燥湿、虚实,用药物帮助机体恢复表(外)、里平衡就是治疗。如里热、里湿太过,与表热、表湿相差悬殊,就应该疏通表里通道,尽快排出过多的里热、里湿与表热、表湿,相等就是治疗。

治疗时还需明确重点，如外邪引起的炎性病变应以治疗热为主，而内因引起的湿中热，应以治湿为重点。此时的热来源于湿，湿无则热也自灭。这是本和标的关系，治本易除根，治标易复燃。这些原则运用得当，表里通道疏通畅快，不但疗效可达 80%～90%，而且还可预知疾病转归。

（一）热治疗

1. 外感热常用药

（1）鼻、肺呼吸通道：鱼腥草、金荞麦、金银花、连翘、板蓝根、青果、木蝴蝶、射干。

（2）肛肠通道：败酱草、大血藤、马齿苋、黄芩、栀子、黄连、大黄、番泻叶、火麻仁。

（3）肾、膀胱泌尿通道：黄芩、黄柏、栀子、龙胆、金银花、连翘。

（4）汗道通道：黄连、黄芩、栀子、黄柏、龙胆、苦参、白鲜皮、荆芥、防风、蝉蜕、牛蒡子。

（5）疖痈炎症：蒲公英、紫花地丁、野菊花、山慈菇、黄连、金银花、连翘。

（6）常用共同药：金银花、连翘、板蓝根、大青叶、石膏、知母、芦根、天花粉。

2. 内积热（肝火）常用药　龙胆、黄芩、黄柏、黄连、栀子。

3. 内热常用药　生地黄、玄参、知母、牡丹皮、赤芍、紫草、水牛角。

（二）湿治疗

1. 解表祛湿（开通汗道）常用药　荆芥、防风、白芷、桂枝、细辛、麻黄、生姜、薄荷、菊花、桑叶、葛根、柴胡、牛蒡子、蝉蜕。

2.利水祛湿（开通肾、膀胱、泌尿通道）常用药　茯苓、猪苓、泽泻、车前子、薏苡仁、滑石、木通、萹蓄、瞿麦、石韦、金钱草、茵陈。

3.清热燥湿（既清热又燥湿）常用药　黄连、黄芩、黄柏、栀子。

4.风湿常用药

（1）头痛：荆芥、防风、细辛、白芷、薄荷、羌活、葛根、菊花、僵蚕。

前头痛：葛根、白芷、知母；后头痛：羌活、川芎、蔓荆子；左右头痛：柴胡、川芎、黄芩；头顶痛：吴茱萸、藁本、白芷。

（2）颈背部：羌活、葛根。

（3）上肢：羌活、葛根、桑枝。

（4）下肢：独活、狗脊。

（5）腰部：续断、杜仲、桑寄生、狗脊。

（6）风湿热：秦艽、防己、桑枝、豨莶草。

（7）风湿寒：徐长卿、蕲蛇、乌梢蛇、木瓜、蚕沙、伸筋草。

（8）拘挛：木瓜、雷公藤。

（9）风湿顽痹：蕲蛇。

（10）类风湿：海风藤、青风藤。

（11）血热发斑：紫草、石膏、知母、赤芍、水牛角、玄参、牡丹皮。

（三）对证用药

1. 痰湿

（1）祛寒痰药：半夏、天南星、禹白附、旋覆花、白前。

（2）清热痰药：贝母、浙贝母、瓜蒌、竹茹、桔梗、昆布、海藻。

（3）止咳平喘：杏仁、紫苏子、百部、枇杷叶、桑白皮、白果、华山参。

2. 失眠、多梦　龙骨、酸枣仁、柏子仁、首乌藤、合欢花。

3. 抽风、手颤　石决明、珍珠母、牡蛎、罗布麻、天麻、钩藤、全蝎、蜈蚣、地龙、僵蚕。

4. 神昏易困、嗜睡　石菖蒲。

5. 气虚　人参、党参、太子参、黄芪、白术、山药、扁豆。

6. 血虚　当归、熟地黄、白芍、何首乌、阿胶、龙眼肉。

7. 阴虚　沙参、百合、玉竹、黄精、麦冬、石斛、枸杞子、炙女贞子、龟甲、桑椹。

8. 阳虚

（1）阳虚：鹿茸、淫羊藿、巴戟天、仙茅、狗脊、韭菜子。

（2）肾阳虚兼通便：肉苁蓉、锁阳。

（3）肾阳虚兼固精缩尿，健脾止泻：补骨脂、益智仁、菟丝子、沙苑子。

（4）肾阳虚兼定喘：蛤蚧、核桃仁、冬虫夏草、紫河车。

9. 收涩

（1）自汗盗汗：麻黄根、浮小麦、糯稻根须。

（2）肺虚喘：五味子、五倍子、乌梅、诃子。

（3）止泻：石榴皮、肉豆蔻、赤石脂、禹余粮。

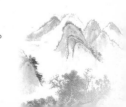

（4）止泻止带：赤石脂、禹余粮。

（5）固精缩尿止带：桑螵蛸、覆盆子、海螵蛸、金樱子、芡实、莲子。

（6）固精止泻止带：莲子、芡实。

（7）止带、止痢：椿根皮。

（8）失声：胖大海。

10. 活血

（1）气滞血瘀：川芎、延胡索、郁金。

（2）活血止痛：乳香、没药、五灵脂。

（3）活血调经：丹参、鸡血藤、桃仁、红花、益母草、泽兰、牛膝。

（4）骨折、癥瘕：土鳖虫。

（5）破血消瘀：莪术、三棱、水蛭、穿山甲。

11. 出血

（1）凉血止血：大蓟、小蓟、地榆、槐花、白茅根、侧柏叶。

（2）收敛止血：三七、茜草、蒲黄、白及、仙鹤草、藕节、血余炭。

（3）温经止血：艾叶、炮姜。

12. 消化不良　山楂、神曲、麦芽、莱菔子、鸡内金。

13. 腹胀嗳气　陈皮、青皮、枳实、木香、香附、乌药、川楝子、佛手、香橼、薤白、玫瑰花、大腹皮。

14. 畏寒　附子、肉桂、干姜、吴茱萸、小茴香。

15. 化湿解暑　藿香、佩兰、苍术、厚朴、砂仁、白豆蔻。

16. 止酸　煅瓦楞、海螵蛸、海蛤壳。

第三章
病案诊治及思路

病例一　发热

【病史经过】陈某，其子代父主诉：患者发热、咳嗽，体温39℃以上，诊断为"发热""上呼吸道感染"。入院后应用抗生素、柴胡注射液，体温下降，咳嗽缓解。体温降至38.2～38.6℃，继续用药体温不再下降。医院将冷冻机放在患者臀部下进行物理降温，但体温仍不能降到37℃。

【方药及用法用量】胡黄连6g，青蒿10g，银柴胡10g，地骨皮10g，秦艽10g，知母20g，玄参30g，炒麦芽15g，生黄芪30g，金银花30g，金荞麦20g，鱼腥草30g，陈皮12g。3剂，水煎服，每日2次。

三四天后，陈某之子告知，多数时间其父体温维持在37.5～37.8℃，少数时间仍可达到38℃以上，遂请我出诊。当晚到达病房，查看患者资料：显示入院时体温高达39.7℃，有咳嗽、黄痰。血常规示白细胞高达13×10^9/L，现已恢复正常，为5.6×10^9/L。同时发现患者患有心力衰竭，目前仍在治疗中，每日限水量在2700mL，以防心衰加重。其他检查结果均在正常范围内。

患者卧床，嗜睡，口饲进食。呼能应，神差，上肢皮肤稍脱水，皮肤回弹慢。双下肢水肿，小腿尤甚。询问护理员，得

49

知患者日间大睡，夜晚兴奋。

诊病结束，我在原方基础上加药：知母 30g，枸杞子 20g，生地黄 30g，生黄芪 60g，赤芍 10g。需服药 7～10 天，同时建议内科主任放宽限水量。

10 天后，询问患者病情，得知体温已恢复正常，病情好转。

【诊治思路】患者体温不降，我的初步判断是"汗源不足"，即体内阴虚造成的内热。因患者为外感发热，邪正相争，此过程必伤阴液。由于阴液消耗，体内无载体将热带出。载体就是体内的津液。热只有通过津液（汗），才能排出体外，体温才能下降。柴胡注射液是发汗（解表）药，通过排汗把体内多余的热量带出，使体温恢复正常。由于邪正斗争体内消耗太多，造成津液阴虚，再加上柴胡注射液排汗，阴更虚无载体，所以体温不降。故第一方的主要目的是增加体内津液，即汗源，增加排热的载体，只要汗源充足就能降温，养阴就能除潮热。

知母、玄参增阴液，恢复汗源；胡黄连、青蒿、银柴胡、地骨皮除心烦、潮热、骨蒸，所以用药后多数时间体温降至 38℃以下。但由于药量小，增加阴液的量少，故患者仍有少数时间体温仍可上升到 38℃以上。

我发现两个问题：经用抗生素，患者白细胞已降，说明此时的发热已不是外感热所引起，而是由于邪正斗争中阴虚形成的内热，使体温持续在 38℃以上。

患者原有心力衰竭，目前仍在治疗中。西医治疗心力衰竭的原则是强心、利尿和限水。患者的瘀积主要在下肢，所以下肢水肿，而治疗心力衰竭，首先要加强心肌收缩力，心肌有力量，血液才能射出心脏，瘀血、水肿才能好转。患者心肌无力推动血液，利水是为了减少机体内的血容量，减轻心肌收缩力的负担，心肌就容易把心脏内的血液排出，心脏内的血液排空，心脏回心血量增加，水肿消失，心力衰竭才能好转。

人体内血（水）容量的增加和减少与进食、饮水、静脉滴注有关，过多就会增加血容量，进而增加心脏负担。限水的目的是减少进入人体内的水量，减轻心脏负担，增加心脏输出量。患者的静脉滴注量限制在 2700mL，这个量在当时的情况下比较严格。因当时是夏天，天气炎热，人体每日呼出的热气就需要 1000mL 水分排出。每日大小便、排汗最少也需要 1000mL 液体，除此之外，仅有 700mL 液体供细胞、组织、器官新陈代谢所用。体内不足的津液无法完成代谢，体内的废物不能顺利排出，积郁化热而产生阴虚内热，所以体内温度持续在 38℃以上。

根据以上分析，我在原方的基础上加大养阴用药，同时建议主任放宽限水量。经过 1 周的努力，患者体温从 38℃降至正常范围，且其他诸证皆有好转。本病例的诊疗思路就是疾病横行平面表现的规律。无汗属汗源不足，汗源不足造成阴虚，阴虚就可产生内热，内热即体内津液匮乏，这就是本病的主要矛盾。

病例二　慢性支气管炎急性发作

【病史经过】王某，男，76 岁。慢性支气管炎急性发作 10 余天。西医院静脉滴注治疗 1 周，证候虽有所减轻，但仍感全身不适，故寻中医调理。

患者症见咳嗽黄痰，动则喘息，咳痰不爽，胸中烦热，或大便干结，或睡眠不佳，或时有尿黄，舌红苔黄腻。

【辨证】肺热咳喘。

【治则】清热止咳，祛痰定喘。

【方药及用法用量】鱼腥草30g，金银花20g，金荞麦20g，杏仁10g，桔梗10g，前胡10g，紫苏子10g，炙麻黄10g，枳实10g，瓜蒌15g，知母10g，地骨皮12g，牡丹皮20g，陈皮10g，酸枣仁30g，葶苈子(包煎)10g，薏苡仁30g，泽泻30g，黄芪40g。7剂，水煎服，每日2次，饭后服用。

用药后，患者咳喘烦热，大便干结，夜间失眠较前好转。但活动后仍有喘憋，在第一基础方上改方药为：鱼腥草30g，金银花30g，金荞麦20g，杏仁10g，前胡10g，紫苏子15g，炙麻黄12g，枳实10g，瓜蒌15g，知母10g，地骨皮12g，牡丹皮20g，陈皮15g，葶苈子(包煎)15g，薏苡仁30g，泽泻30g，车前子(包煎)20g，黄芪60g。14剂，水煎服，每日2次。

用药后，患者诸证明显好转，为巩固效果，继服14剂。

【诊治思路】《素问》曰"天气通于肺""肺开窍于鼻"。

鼻、肺、呼吸道与大自然的联系是最多的。人通过鼻、肺、呼吸道吸入空气中的氧气，供人体利用。同时，人体内产生的二氧化碳（浊气）通过肺排出体外。如此周而复始，人才能维持生命。

人体呼吸时，空气中的细菌、病毒、微生物进入鼻腔内，附着在鼻黏膜、扁桃体，甚至进入气管、肺，可能导致鼻炎、扁桃体炎、气管炎、肺炎等。

根据中医学理论，这一系列证候，皆因外邪侵袭人体，与正气斗争，形成的外感热，与湿结合，导致炎症变化（热＋湿）。所以，其辨证治疗是一致的，都应该以清热解毒、止咳化痰、消肿平喘为主。兼其他证候对症治疗，有发热者，宣肺解表；有大便干结者，润肠通便；有失眠者，安神定志等。

如果肺炎长期或反复发作，就会破坏肺泡的弹性，使其收缩性减弱，肺泡扩张。肺泡壁上的血管断裂、减少，就形成了肺气肿。如果肺泡的血管减少、破坏加大，肺脏阻力增大，心脏的负担加重，久而久之，心力减弱，就会形成肺心病。由此可见，上呼吸道感染→气管炎→肺炎→肺气肿→肺心病，这些疾病之间有着密切联系。

本例患者为慢性支气管炎，急性发作。患者平日时常咳嗽，但不甚严重，可不用药。急性发作是在慢性支气管炎的基础上又有新的感染而加重了证候，治疗时应按新的感染治疗，即清热解毒、化痰止咳、宣肺解表等。

这就是治疗鼻、肺、呼吸道的方法，其他通道证治方法也有共性或个性，其治则也是首先施以共性治疗，再个性对症治疗。

病例三　膀胱炎

【病史经过】郁某，女，28 岁。主诉慢性膀胱炎，近 2 个月来，时有尿急、尿频、尿痛，尤以性生活后加重，经常服用中药，但时好时坏，故来就诊。症见舌红，苔薄黄腻，脉细。尿常规检查示，尿中有红细胞、白细胞。根据主诉证候，尿急、尿频、尿痛，并伴口苦、下肢水肿，或大便不畅，或疲劳乏力。

【辨证】膀胱湿热下注。

【治则】清热利湿，利尿通淋。

【方药及用法用量】木通 6g，车前子 30g，萹蓄 10g，瞿麦 12g，滑石 30g，黄芩 10g，黄柏 10g，全瓜蒌 12g，通草 10g，大蓟 10g，小蓟 10g，黄芪 30g。7 剂，水煎服，每日 2 次，饭后服用。

嘱患者注意外阴卫生，尤其性生活前后，适当多饮水。

用药 7 剂后，患者尿急、尿频、尿痛、口苦、水肿症状减轻，但有时性生活后仍有不适。在前方基础上改方药为：木通 6g，车前子 30g，萹蓄 10g，瞿麦 12g，滑石 30g，黄芩 10g，黄柏 10g，全瓜蒌 6g，通草 10g，大蓟 10g，小蓟 10g，黄芪 40g。

继续用药 14 剂，诸证皆好转。

【诊治思路】本例患者为肾、膀胱泌尿通道疾病。肾、膀胱、泌尿通道最常见的病因为外感，或从肌表，或从口、鼻侵入机体。本病外因有二：一是空气中的细菌或病毒通过鼻、肺、呼吸道，侵入咽喉、扁桃体，形成原始病灶。然后，随血液循环到肾、膀胱通道的膀胱内黏膜，形成炎症病变，刺激膀胱，产生尿急、尿频、尿痛，即膀胱炎。二是通过外阴部，特别是夫妻生活过程中的细菌或病毒，由尿道口侵入膀胱，形成膀胱炎。女性的尿道口距离阴道口、肛门口很近，阴道口又在尿道口与肛门口之间，当外阴部卫生状况不良时易感染。另一方面，在性生活时男性阴茎抽插，容易将病原体带入女性尿道内，形成尿道炎或膀胱炎。本病例每次性生活后症状加重，与挤压尿道口有关。

尿中有红细胞、白细胞，说明有血尿和炎症，即中医学的热和湿。血液中的红细胞将营养物质送到全身各处，供细胞利用，同时又将细胞代谢产生的废物运送到体外；血液中的白细胞抗击外邪（细菌）。当阳盛或大热时，正是白细胞与外邪（细菌）斗争激烈时，由于斗争激烈，血液中的白细胞、红细胞就会集聚，则肿；白细胞与细菌斗争时，死亡的尸体化为脓，所以局部红肿。这就是"大热不止，热胜则肉腐，肉腐则为脓"的道理。病因是外邪，病理病机是外邪（细菌）与白细胞的斗争，在斗争中机体产生的表现（证候）就是尿频、尿急、尿痛，尿中红、白细胞出现。

本病例属于中医学的湿热下注（炎症），西医学称为膀胱炎。病变部位在膀胱，所以称为膀胱湿热，其治则应为清热利湿、利水通淋。

1. 清热解毒　常用黄芩、黄柏二药，二者都有清热燥湿、泻火解毒的作用。黄芩清上焦湿热，尤以肺热为佳，并且有凉血止血的作用，既对上呼吸道感染的发热有作用，又能治疗尿血。黄柏清下焦湿热为优，对外阴感染有良效。二药合用既能控制上呼吸道感染，又能治疗外阴感染，所以，病情疗效明显。

2. 利水通淋　常用木通、车前子、萹蓄、瞿麦、滑石、通草，有利水通淋作用。尤其是瞿麦，除有通淋作用外，还有止淋作用。所以用药后尿急、尿频、尿痛迅速减轻，好转。

3. 对证用药　淋者：白茅根、大蓟、茜草以凉血止血；石者：金钱草、海金沙、鸡内金以利水通淋化石；小便热涩刺痛：通草、栀子以清热利湿止痛；夹瘀者：三七、益母草、蒲黄以活血化瘀利水；失眠者：酸枣仁、珍珠母以镇静安睡；寒湿明显者：干姜、桂枝以温阳化气。

综上治疗，膀胱湿热，清热解毒以清热，利水通淋以祛湿，再配合对症治疗，疗效明显。

病例四 腹泻

【病史经过】耿某，男，46岁。主诉腹痛、腹泻2月余。患者近2月来每因饮酒、食冷或过食油腻，致胃脘胀痛，腹泻，排便不干净，有时又无便或量很少。同时伴有恶心欲呕，或头晕头痛，身倦肢沉，口淡无味。舌淡苔白腻，脉沉滑。曾去中西结合医院就诊，时有好转，但遇寒冷仍有复发，遂来院求治。症见腹痛腹泻，得温痛减，腹部喜按喜暖，头晕身困。

【辨证】脾胃虚寒，脾虚湿困。

【治则】温暖脾胃，散寒除湿。

【方药及用法用量】黄芩10g，栀子10g，炮姜10g，陈皮15g，木香15g，荆芥12g，白芷12g，薄荷(后下)10g，菖蒲20g，白术10g，茯苓20g，生薏苡仁30g，车前子(包煎)30g，冬瓜皮30g，黄芪30g，苍术10g。7剂，水煎服，每日2次，饭后服用。

同时嘱患者注意：①少食用辛辣刺激等易上火不易消化的食物，如羊肉、芹菜、韭菜等，少服用枸杞子、六味地黄类药物，少饮酒；②多食用冬瓜、薏苡仁、赤小豆和容易消化的食物，但不可过饱，这些食物可祛湿，促进身体恢复；③口渴时，少量饮水。

患者服药1周，自觉腹痛腹泻、脘腹胀满缓和，但饮冷食、油腻仍有脘腹胀气。改方药为：黄芩10g，栀子10g，炮姜15g，陈皮15g，木香20g，荆芥15g，白芷15g，薄荷(后下)

12g，菖蒲 20g，白术 10g，茯苓 30g，生薏苡仁 30g，车前子_(包煎) 30g，冬瓜皮 30g，滑石粉_(包煎) 20g，黄芪 40g，苍术 12g。7～14 剂，水煎服，每日 2 次。

服药后，患者诸证明显好转，主动要求续服。

【诊治思路】根据患者脘腹胀满、腹痛腹泻，饮酒、饮冷后加重，全身酸懒、沉重，头昏脑涨等症状，辨证为脾胃虚寒，脾虚湿困。

脾虚运化无力，故脘腹胀满，胃肠黏膜充血水肿，腹痛腹泻，便稀黏滞；大便后，肛周神经受到刺激，故有便意，再便时无大便或很少。湿性寒凉，故饮冷、嗜酒、天气变化易致腹痛、腹泻。湿邪弥漫全身，故头晕、嗜睡、记忆力下降、身重酸沉。这些证候皆因湿邪淫溢全身所造成。故治疗应以暖脾祛寒、散寒除湿为主。

炮姜温胃散寒，以除腹痛腹泻；陈皮、木香，健脾理气，消除脘腹胀满，改善胃肠道，促使胃肠代谢平衡；荆芥、防风、白芷、薄荷、菖蒲辛温解表，改善汗道通道，解除全身酸困、僵紧、头痛头晕；茯苓、薏苡仁、车前子、冬瓜皮、滑石祛湿利水，改善泌尿通道，排出体内过多湿邪；黄芩、栀子清除郁热，改善心烦又祛除湿邪；给黄芪补气健脾，增强机体活力。

用药后，湿得以清除，寒得以温暖，体内的阴阳逐渐平衡，身体康复。

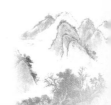

病例五　酒精肝

【病史经过】王某，男，64 岁，坐轮椅由家属推进诊室，患者面色灰暗发青，面部臃肿，好似有神。患者脾气暴躁，诊察舌苔时口水即流出。家属告知患者为酒精肝，但仍每日饮酒。患者腹部膨隆、肿大，双下肢水肿。家属称其白日昏睡，夜晚兴奋，每日大便多次。

【辨证】肝脾两虚，肝郁化火。

【治则】健脾祛湿，清热护肝。

【方药及用法用量】龙胆 10g，黄连 10g，栀子 10g，炮姜 10g，砂仁 (后下) 10g，陈皮 15g，木香 15g，荆芥 12g，防风 10g，薄荷 (后下) 10g，酸枣仁 30g，龙齿 (先煎) 30g，薏苡仁 30g，泽泻 30g，车前子 (包煎) 30g，冬瓜皮 30g，生地黄 10g，地骨皮 12g，牡丹皮 20g，黄芪 80g，葶苈子 (包煎) 10g。7 剂，水煎服，每日 2 次，饭后服用。

嘱患者：①少食用辛辣不易消化的食物，如羊肉、狗肉、芹菜、韭菜等，少服用枸杞子、六味地黄丸类药物，少饮酒；②多食用冬瓜、薏苡仁、赤小豆和容易消化食物，但不可过饱，这些食物可祛湿，促进身体恢复；③口渴时，少量饮水。

1 周后患者又坐轮椅来诊，家属告知，用药后患者情绪有所改善，大便次数由 7～8 次减少至 4～5 次，夜间喘息较前平稳，有时能平卧睡觉，下肢水肿明显消退。

我在第一方基础上，改方药为：龙胆 10g，黄连 10g，栀子 10g，炮姜 15g，陈皮 15g，木香 15g，砂仁 (后下) 15g，荆芥 12g，防风 12g，薄荷 (后下) 12g，酸枣仁 30g，龙齿 (先煎) 40g，珍

珠母 (先煎) 15g, 生薏苡仁 30g, 泽泻 30g, 车前子 (包煎) 30g, 冬瓜皮 30g, 猪苓 20g, 生地黄 10g, 地骨皮 12g, 牡丹皮 30g, 生黄芪 100g, 葶苈子 (包煎) 15g。14 剂, 水煎服, 每日 2 次, 饭后服用。

患者连服 2 周, 又来复诊。此次患者手持拐杖, 进门便道谢。颜面、腹水、双下肢确实明显消肿, 面灰暗发青, 略有光泽, 步行进屋, 手足灵活。

我在第二方基础上, 改方药为：黄连 10g, 栀子 10g, 炮姜 15g, 陈皮 15g, 木香 10g, 荆芥 12g, 砂仁 (后下) 15g, 防风 12g, 薄荷 (后下) 12g, 酸枣仁 30g, 龙齿 (先煎) 40g, 珍珠母 (先煎) 40g, 生薏苡仁 30g, 泽泻 30g, 车前子 (包煎) 30g, 冬瓜皮 40g, 猪苓 30g, 生地黄 10g, 地骨皮 12g, 牡丹皮 30g, 生黄芪 120g, 葶苈子 (包煎) 15g。

患者又连续服药 2～3 周, 腹水、下肢水肿明显好转。又嘱患者戒酒, 巩固疗效。

患者连续用药 4 个月左右, 证候基本好转。但肝脏损伤、萎缩需进一步恢复。

【诊治思路】酒精肝全名为酒精性肝病, 是由于长期饮酒导致的肝损伤。主要包括三种形式：酒精性脂肪肝、酒精性肝炎、酒精性肝硬化。临床上以肝功能受损和门静脉高压为主要表现, 本病例患者症状明显。

1. 由于酒精对肝细胞造成损伤, 肝细胞萎缩, 肝脏缩小硬化、功能退化, 阻碍了肝门静脉回流入心脏的血液, 形成腹水。由于腹水增多, 压迫下肢静脉的回流, 形成双下肢水肿,其证候表现为先有腹水、后有下肢水肿。由于门静脉高压，胃肠道静脉充血、水肿、渗出，还可引起纳差、腹胀、便溏、胃肠出血和痔等。

2. 肝细胞损伤影响肝的物质代谢功能，产生的毒性物质刺激大脑，造成失眠、多梦，急躁易怒，喜怒无常，嗜睡，夜间心烦、躁动。患者第一次就诊不配合就是大脑功能异常引起的表现，医学上称为肝性脑病，也有的患者昏睡，称为肝昏迷等。

患者临床证候的表现可辨证为中医学的湿证，肝脾两虚，脾虚湿淫。其治则为健脾祛湿，清热护肝。

本病常用药如下：

（1）黄连、黄芩、栀子、黄柏、龙胆、生地黄、地骨皮、牡丹皮以清肝热，除燥湿，消除肝火引起的急躁易怒，喜怒无常，心烦躁动及腹胀便溏。

（2）生薏苡仁、泽泻、车前子、冬瓜皮、猪苓以开通泌尿通道，排出体内多余的湿邪，促使机体恢复新的代谢平衡。

（3）荆芥、防风、白芷、薄荷、桂枝、细辛以开通汗道通道，以汗的发散解除表湿引起的全身酸痛、沉重、僵紧和嗜睡、躁动。

（4）对症用药，酸枣仁、生龙骨改善失眠、多梦，心烦。陈皮、木香、砂仁改善腹胀，大便溏泄。葶苈子祛上焦痰湿。

经用以上药物治疗，再配合生活调养，患者基本证候好转。但由于病因在肝细胞损伤，无法彻底逆转，只能改善患者证候（标），不能彻底治愈肝硬化（本），仍应注意调养和恢复。

病例六　酒精性肝硬化

【病史经过】王某，男，70岁。主诉：嗜酒多年，近3年腹大腿肿就诊。患者多年嗜酒，经常一醉方休，后自感到酒后肝痛隐胀、纳差，再后双下肢沉重水肿，去西医院检查，发现肝硬化和门静脉障碍，故诊断为肝硬化腹水。近年来经常感到腹满胀大、胁肋疼痛、怕冷怕热、口苦、咽干、失眠、便秘或溏泄，故来中医调养。

刻下症：腹大坚满、胁肋隐痛、怕冷怕热、心烦口苦、面黄、失眠多梦、酸懒嗜睡、便秘难下，舌质红，苔黄腻，脉弦滑。

【辨证】脾肾阳虚，脾虚湿瘀。

【治则】健脾温阳，利水消肿。

【方药】龙胆草10g，黄芩10g，炒栀子10g，枳实10g，陈皮10g，香橼皮15g，白芷12g，薄荷10g，炒枣仁30g，珍珠母30g，薏苡仁30g，泽泻30g，车前子30g，冬瓜皮30g，桂枝10g，细辛2g，生地10g，地骨皮10g，牡丹皮20g，黄芪40g，苍术10g，火麻仁30g。7～14服，水煎服，日2次。

用药后心烦口苦减轻，便秘稍缓，失眠、怕冷怕热均减轻。但未完全好转，故在第一方基础上，改：珍珠母40g，细辛3g，牡丹皮30g，连续用药2月余，腹胀、水肿消退，连续巩固，约3个月，患者基本康复。

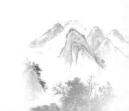

61

【诊治思路】

肝硬化是由不同原因引起的慢性进行性弥漫性肝病。其病理特点是广泛的肝细胞变性、坏死、纤维组织弥漫性增生，肝小叶破坏，逐渐形成肝硬化。临床是以肝功能受损和门静脉高压为主要表现，晚期常见肝性脑病、上消化道出血和继发感染。引起本病的常见原因为乙肝、血吸虫病和酒精中毒。本病常见于青壮年，年龄多在35～50岁，男性多于女性。本病与病毒性肝炎有密切关系，晚期常转化为肝癌。

本病属中医肝积，常见证候，胁肋疼痛、胁下肿块、纳差、水湿积聚。病位在肝，涉及脾、胃、肾。此病历属脾肾阳虚、脾虚湿困。治则：健脾温阳、利水祛湿。

肝硬化是肝脏硬结变实，阻断了腹腔肝门静脉血液回流入心脏。肝门静脉受阻，腹腔门静脉血管充血、扩张、渗出、腹水形成。所以腹壁静脉暴露、腹大坚满和腹水。腹水压迫下肢静脉回流、血液滞留双下肢静脉形成水肿。

根据中医表里通道辨治分析：肝硬化腹水、腿肿，为实在（里）；皮肤肿、青筋暴露，在表（外）为虚。表受阻，里湿邪不能外泄，机体表里失衡，故生病。

机体由里向外（表）排泄，有四条通道。即鼻肺呼吸通道，排泄体内水气，以减少体内湿邪；汗道通道以排汗，排泄体内湿邪（白芷、薄荷、桂枝、细辛）；肛肠通道，既能排出体内粪便，又能排泄体内水湿和气滞（枳实、火麻仁、陈皮、香橼皮）；以除体内湿邪的肾、膀胱通道，以尿的形式排出体内多余的水湿（薏苡仁、泽泻、车前子、冬瓜皮）。体内过多的物质，发酵形成内积热，产生口苦、急躁、口舌生疮，用龙胆草、黄芩、炒栀子清除内积热。过多的湿邪阻挡了体内热邪（内热）的散发，用生地黄、地骨皮、牡丹皮以釜底抽薪，清除体内内热。以尽快缓解内热，待体内水湿排除完善，内热自然消失。机体过多的利水，易导致体内钾低，疲乏无力，可以适当补气已纠正疲劳乏力。以酸枣仁、珍珠母对证安神。通过这四条表里排泄通道，体内湿邪逐渐减少，表里通道逐渐达到平衡，病情缓解或痊愈。

注：脏腑辨治和五条通道辨治，是两种辨治理论。脏腑辨治是以阴阳五行学说为基础，相生相克，脏腑各归属性，解释疾病。在中国根深蒂固，百姓熟知。五条通道辨治，是根据中医阴阳平衡学说为基础，结合现代科学理论解释疾病，两种理论解释病情，最好不要混搭。

病例七　雷诺病

【病史经过】王某，女，34 岁。主诉患雷诺病 2 年余。曾就诊多家医院，用药时有疗效，但停药后因受凉仍易复发。每次发作时双手苍白，继而青紫、麻木、疼痛，受风寒后加重，并伴有全身酸懒，肌肤僵紧，时有腹泻和睡眠多梦，心烦。舌苔白腻，脉细弦紧。

【辨证】寒湿浸淫，湿邪肆虐，经脉阻络。

【治则】温阳散寒，祛湿通络。

【方药用法及用量】黄芩 10g，栀子 10g，炮姜 10g，陈皮 15g，木香 10g，荆芥 10g，防风 10g，薄荷 (后下)10g，桂枝 12g，细辛 3g，酸枣仁 30g，龙齿 (先煎)30g，生薏苡仁 30g，泽泻 30g，冬瓜皮 30g，羌活 20g，葛根 20g，生黄芪 30g，苍术

10g。7剂，水煎服，每日2次，饭后服用。

用药1周，患者自觉身轻有力，全身酸懒、倦乏、怕冷缓解。用药时双手苍白，发作次数明显减少，症状减轻，但遇风寒或情绪紧张时，仍时有发作。

故在第一方基础上改方药为：黄芩10g，栀子10g，炮姜10g，陈皮15g，木香15g，荆芥10g，防风10g，薄荷（后下）10g，桂枝12g，细辛4g，酸枣仁30g，龙齿（先煎）30g，生薏苡仁30g，泽泻30g，冬瓜皮30g，羌活10g，葛根30g，黄芪30g，制附片（先煎）6g，银杏叶10g，威灵仙15g。7～14剂，水煎服，每日2次，饭后服用。

用药后，患者诸证明显好转，双手苍白变紫、疼痛，遇寒冷时仍有小发作，但次数减少，严重程度明显减轻，患者较为满意，故带药、存方，回家备用。

【诊治思路】雷诺病是一种遇冷或情绪刺激后，以阵发性肢端小动脉强烈收缩引起的肢端缺血为特点的疾病，又称肢端血管痉挛症。发作时肢端皮肤由苍白变为青紫，而后转为渐红。有时伴有局部发冷、感觉异常和短暂疼痛的临床表现，常反复发作。1862年，Raynaud首先对这种阵发性肢端皮肤颜色改变现象做了描述，因而得名。多种原因均可引起此种现象，继发于其他疾病者称为雷诺现象或雷诺综合征，而无其他原因引起者称为雷诺病。本病多发于女性，尤其神经过敏者，男女比例为1∶10，高发年龄在20～30岁。

雷诺病典型发作可分为三期：缺血期，为指（趾）远端皮肤出现发作性苍白、僵冷，伴出汗、麻木或疼痛。缺氧期，为受累部位继续缺血，毛细血管扩张瘀血，皮肤发绀而呈紫色，皮温低、疼痛。充血期，一般在保温以后，也可自动发生，此时血管痉挛解除，动脉充血，皮肤潮红，皮温回升，可有刺痛。一般发作过程持续 10 余分钟，约 1/3 病例持续 1 小时以上。有时必须将患肢浸于温水中方可缓解。以上发作往往从某一手指开始，逐渐在其余手指出现类似症状。

目前临床上无法根治雷诺病。最重要的是全身保暖，防止血管收缩。吸烟能加重皮肤血管收缩，应戒烟；还要防止震动引起发作，以及停止 β 受体阻滞剂应用等。

此病属中医学的寒湿浸淫、湿邪肆虐，故辨证治疗，应以温阳散寒、祛湿止痛为要。

常用炮姜、桂枝、细辛、附子，温胃散寒，解表除湿以改善胃寒、体寒，温通经络，解除血管痉挛，开通表里通道，恢复表里平衡。

常用荆芥、防风、薄荷、麻黄，进一步开通汗道通道，解除肌肤酸懒、僵紧、怕冷。

常用生薏苡仁、泽泻、冬瓜皮、茯苓、猪苓、车前子，开通泌尿通道，泄其体内多余湿邪。

常用葛根、银杏叶，除能改善汗道通道、缓解肌肉酸硬外，根据药理学研究，尚有解除血管痉挛、缓解血管内瘀血、减轻或消除指（趾）苍白瘀血的作用。我们应进一步加强葛根、银杏叶对雷诺病的作用和药量的应用研究。

对症治疗方面，病在上肢者，加桑枝、姜黄温通经络；病在下肢者，加川牛膝温通筋骨；寒重拘挛疼痛甚者，加川乌、蜈蚣逐寒通脉止痛；血瘀者加穿山甲、地龙通络化瘀止痛。

在治疗中要特别注意，雷诺病欲保持不复发，在冬天尽可能不用冷水洗手足，夏天不能在冷水中长时间洗浴，不食或少食冰冷食物，尤其女性在经期，无论是冬天还是夏天都禁止冷水浴，禁止贪凉饮冷。如此才能达到较好的治疗效果。

病例八　心肌病

【病史经过】孙某，男，40 岁余。由家属搀扶就诊、代诉，心肌病，全身疲乏无力，走路胸闷、气喘，坐着睡觉，时有睡不着、脸肿、腿肿，难以进食。检查资料显示：心脏"明显扩大，肺有瘀血；心电图：低血压，R 波降低，有 ST-T 改变；超声心动图：心房各腔室，明显扩大"。舌苔白腻，舌体肥大。

【辨证】心脾两虚，脾虚湿困。

【治则】补气祛湿。

【方药及用法用量】黄芩 10g，炒栀子 10g，炮姜 10g，陈皮 15g，荆芥 12g，防风 12g，白芷 12g，薄荷（后下）10g，酸枣仁 30g，龙齿（先煎）30g，桂枝 10g，细辛 2g，生薏苡仁 30g，猪苓 30g，泽泻 30g，冬瓜皮 30g，川芎 10g，葶苈子（包煎）15g，柴胡 10g，黄芪 100g。7 剂，水煎服，每日 2 次，饭后服用。

嘱患者适量活动，不可过劳，注意休息，不要食用过硬、寒凉食物，防止感冒。

7 天后患者来复诊，胸闷气憋、气喘较前减轻，体力缓和，能平卧床休息但时间短，下肢水肿也消退许多。患者满意，要求继续用药。

在原方基础上改方药：鱼腥草 30g，金银花 20g，炮姜 10g，陈皮 15g，木香 15g，荆芥 12g，防风 12g，白芷 12g，薄荷（后下）10g，炒酸枣仁 30g，龙齿（先煎）40g，桂枝 12g，细辛

3g，生薏苡仁 30g，猪苓 30g，泽泻 30g，冬瓜皮 30g，车前子$_{(包煎)}$ 30g，葶苈子$_{(包煎)}$ 20g，生黄芪 120g，川芎 10g。

患者又服药 7 天，自觉诸证较前进一步好转，能步行走入诊室且觉有力，舌脉象明显恢复。继续服药。

此后患者 2 个多月未来就诊。后患者家属拿原来处方找我改方，得知患者一直服药，效果很好。我问明患者情况后调整了处方，为巩固疗效，促进心肌恢复弹性，可继续服药。

【诊治思路】心肌病是伴有心功能障碍的心脏疾病。根据病因、病理变化，心肌病分为四型。

1. 扩张型心肌病　主要特征是单侧或双侧心腔扩大，心肌收缩功能减退，伴或不伴有充血性心力衰竭（水肿）。本病还常伴有心律失常，病死率高。

2. 肥厚型心肌病　以左心室或右心室肥厚为其特征。常为不对称的肥厚，并累及室间隔，左心室血液充盈受阻，舒张期顺应性下降为基本病态的心肌病。

3. 限制型心肌病　以单侧或双侧心室充盈受限和舒张容量下降为其特征。心室内膜硬化，扩张受限为本病特征。

4. 致心律失常型右室心肌病　以心律失常为其特征。

本病例属扩张型心肌病，以心室腔扩张、室壁变薄、收缩无力为其特点。患者发病多年，早期证候不明显，只是在过度劳累后胸闷气憋、气喘。随着病情的发展，胸闷、气短逐渐加重，甚至不能平卧，端坐位睡眠，水肿、肝大为主要证候表现。这些特征都是本例患者具备的扩张型心肌病表现，经检查全部证实。

由于心肌纤维收缩无力，纤维拉长，心脏推动血液运行能力减退，心腔扩大，脉管瘀血受阻，回心血量减少。血液瘀积在全身脏腑、器官、组织、细胞内，全身肿胀、水肿、酸痛、沉重；血液瘀积在心、肺，胸闷气短、气憋喘息，不能平卧；血液瘀积在肝脏，肝大，右胁肋不适、闷胀、纳食不香、腹胀等，这些证候属于中医学的湿证，心脾两虚，脾虚湿胜。根据其证候表现，中医治则应为补气祛湿。

在补气药中，有人参、党参、太子参、黄芪、大枣、白术、山药、白扁豆、甘草。本病例属于心脾两虚，脾虚湿困，说明患者既有心气虚又有湿邪。在这些补气药中，人参偏热，太子参、西洋参偏重于养阴，我更常用黄芪、党参、白术、山药、白扁豆一类药。

黄芪具有补气升阳、益卫固表、托毒生肌、利水退肿的作用。患者由于心肌收缩力减退而产生全身疲乏无力，又有全身水肿及肝大的证候，用黄芪尤为适宜。根据药理学研究，黄芪有调节免疫、加强代谢、提高细胞生命力和抵抗力、增强心肌收缩力及明显的强心作用。同时，黄芪又有利尿、保肝、促使细胞再生、防止糖原减少的作用。所以，我认为黄芪是对心肌病最好的用药之一。其用量应由小量逐渐加大剂量，最大剂量可至140g，有时可加用党参，尚未发现明显不良反应。应用黄芪后，本例患者感觉腿脚有力，精神焕发。

心气虚和湿邪并重，如何辨别证候呢？一般情况下，心气虚的患者越活动，证候越加重；而湿邪患者越活动，湿气从汗道通道散发越多，体内湿邪减少，身体越感到轻松有力量。所以，心肌病患者可多用黄芪，既可延长心肌寿命，又可促进心肌细胞再生。

病例九　肺心病

【病史经过】患者，崔某，男，52 岁，主诉：咳喘多年，近 5 年咳喘加重、双下肢水肿。患者于 10 年前经常感冒、发热、咳嗽，患者不在意，日久咳嗽加重、痰多、有时伴喘息，不经治疗有时可自行缓解。近 5 年咳喘、喘息加重，医院确诊为：慢性气管炎、肺气肿、肺心病。近 10 天复发来中医调治。

刻下症：咳嗽痰多、胸闷气憋、身热汗多、面臃腿肿、心烦不寐、多梦、手足心热，舌红苔白腻，脉浮紧。

【辨证】肺热壅肺，肺失宣降。

【治则】清热凉血，止咳平喘，利水消肿。

【方药】鱼腥草 30g，金银花 30g，金荞麦 20g，炙麻黄 6g，杏仁 10g，川贝 10g，桑白皮 10g，荆芥 10g，白芷 10g，薄荷 10g，炒枣仁 30g，珍珠母 30g，生地黄 10g，地骨皮 10g，牡丹皮 30g，薏苡仁 30g，泽泻 30g，车前子 30g，冬瓜皮 30g，黄芪 30g，苍术 10g。14 服，水煎服，日服 2 次。

用药后患者咳喘、痰黄减轻，烦热多汗缓解、面浮水肿大消。患者很高兴，要求继续服药。在原方基础上加葶苈子 15g，继续用药 14 服。后患者逐步恢复正常。

【诊治思路】慢性肺源性心脏病简称肺心病，是由肺组织、胸廓或肺动脉病变引起的肺动脉高压，伴有或不伴有右心衰竭的一类疾病。本病病程进展缓慢，可分为代偿与失代偿两个阶段。在代偿期，其主要临床表现是慢性咳嗽、咳痰或哮喘，再逐渐出现乏力、呼吸困难等表现；失代偿阶段主要临床表现为呼吸衰竭和心力衰竭表现。肺组织、胸廓或肺动脉病变等原因引起肺组织结构和肺或肺动脉功能异常，发生反复的气道感染和低氧血症，导致的一系列体液因子和肺血管的变化，使肺血管阻力增加、肺动脉血管结构障碍。产生肺动脉高压，最后使右心室扩张或肥厚而出现右心衰竭。

肺心病是我国的常见病、多发病。以我国的北部及中部地区为多发。农村多见，与肺部感染、空气污染、职业粉尘、化学物质有关。

本病相当于中医的肺胀、喘证、痰饮、心悸、水肿等范畴。肺心病的发生常与先天或后天因素使机体正气不足、抗力低下，寒、热乘虚而侵有关。病位在肺，与脾、肾、心等脏有关。

以五条通道辨治分析：

患者发热、咳喘、呼吸困难，属鼻、肺呼吸通道炎变障碍，治疗：疏通鼻、肺呼吸通道，消除炎变，用清热解毒的鱼腥草、金荞麦、金银花；用解表发汗的荆芥、白芷、薄荷、炙麻黄退热；止咳喘用杏仁、川贝、桑白皮、葶苈子祛痰止咳、缓解咳嗽、痰多；面浮腿肿属肾、膀胱通道功能不足，用薏苡仁、泽泻、车前子、冬瓜皮利水消肿，改善面浮、腿肿；心烦汗多、手足心热，属肌肤湿困，阻挡了内热散发，用釜底抽薪之法的生地黄、地骨皮、牡丹皮暂降内热，待全身湿邪祛除，内热彻底消除；失眠多梦用酸枣仁、珍珠母安神定志，缓解失眠。利水过多易使体内缺钾，造成疲乏无力，给黄芪以改善。经用上述诸药，开通五条通道的排、进，使机体表、里功能逐渐接近平衡，阴阳和，病情好转。

病例十 心力衰竭

【病史经过】患者于某，男，64 岁，主诉：腿肿十余年，阵发喘息多年余。十年前患者经常在劳累后，双下肢浮肿，休息好转，患者不在意，照常工作。后双下肢水肿加重、怕冷、便溏，夜间时有气憋。医院诊为：心力衰竭，经用强心、利水药后诸症减轻。近年来，时有睡梦中憋醒喘息，而来中医调养。

【辨证】脾肾阳虚，水湿泛滥。

【治则】健脾温阳，利水平喘。

【方药】北五加皮 6g，茯苓 30g，猪苓 30g，泽泻 30g，炒白术 10g，桂枝 10g，细辛 2g，葶苈子 20g，炮姜 10g，厚朴 10g，陈皮 10g，生地 10g，地骨皮 10g，牡丹皮 15g，荆芥 10g，白芷 12g，黄芪 40g，苍术 10g，炙麻黄 6g，黄芩 9g，炒栀子 6g。7 剂，水煎服，日 2 次。

用药 7 服，患者双下肢浮肿、喘息明显好转，但劳动后仍有轻度腿肿。在此基础上改方，加冬瓜皮 30g，改黄芪 60g，经用药 2 个月，患者诸证明显改善。

【诊治思路】心力衰竭，是由各种原因引起的心脏舒缩功能障碍，不能把供给全身的血液排出，心脏内瘀血，下腔静脉瘀血，形成双下肢及腹腔内淤血、水肿。随着心脏舒缩功能的减弱，证候越来越明显，称为心力衰竭，简称右心衰竭。心脏舒缩功能减弱，影响到肺，产生胸闷气憋、咳喘、阵发性呼吸困难，称为左心衰竭。西医诊断疾病是以起病原因命名，故称

71

为心力衰竭。临床上多见右心衰竭，左心衰竭危险性大，容易死人，故称为急性左心衰竭。但心脏的病机变化结果的证候。如下肢水肿、咳喘、怕冷……属中医的湿证或湿热证的范围。

中医讲，肾主水、脾主运化，所以诊断为脾肾阳虚、水湿泛滥。治则：健脾温化、利水平喘。用药：炒白术、茯苓、桂枝、细辛、炮姜、厚朴以健脾温阳；猪苓、泽泻利水消肿；葶苈子、炙麻黄祛痰平喘；黄芩、炒栀子清热燥湿；北五加皮具有利水消肿、祛风湿、强筋骨功效，现代研究证实有强心升压、抗肿瘤等作用，所以用药后诸症消失很迅速。

根据五条通道的辨证分析，心脏淤血在里，皮肤、下肢水肿、肺喘息在表。里湿重为实，表怕冷为虚。通过表里通道，肾、膀胱利水（茯苓、猪苓、泽泻等）；通过汗道通道，温阳发汗平喘（桂枝、细辛、炙麻黄、荆芥、白芷、葶苈子等）；通过鼻、肺呼吸通道排出水气（葶苈子、炙麻黄等）；通过口、胃消化通道，温阳祛寒理气（炮姜、陈皮、厚朴等）；通过清热燥湿药既排湿又能清热解毒（黄芩、炒栀子等）；再通过（北五加皮）强心、利水，都可使体内的过量水湿排出，所以病好转迅速。

病例十一　干燥综合征（被误诊的湿证）

【病史经过】陆某，女，40岁余。患者自述，患干燥综合征，服药2个月未见好转。患者口干不喜饮水，或越饮越渴，有时腹胀欲吐，胃脘可闻振水声。鼻干，遇刺激后多涕，眼干多泪。外阴潮湿，怕冷怕热，背腰疼痛。

【辨证】湿证，脾虚湿胜，肝郁化火，并非干燥综合征。

【治则】祛湿。

【方药及用法用量】黄芩10g，炒栀子10g，炮姜10g，陈皮15g，木香15g，荆芥12g，薄荷(后下)10g，酸枣仁30g，龙齿(先煎)30g，猪苓30g，泽泻30g，车前子(包煎)20g，桂枝10g，细辛2g，生地黄10g，地骨皮12g，牡丹皮20g，黄芪40g，川续断20g，羌活20g，薏苡仁30g。7剂，水煎服，每日2次，饭后服用。

服药1周后，患者称口、眼有时还干燥，饮水不多，胃肠减轻，活动出汗后症状减轻，不觉累。

由于大便仍不成形，便后不净，在原方基础上将炮姜由10g改成15g，以暖胃祛寒邪，改善胃肠道。由于身体酸懒、沉重，改车前子为30g，加冬瓜皮20g，防风12g，以促进湿邪从泌尿道通道排出。

2周后，患者又来复诊，称口、眼、鼻干燥好转，有时仍感大便不通畅，视物有些模糊。又改黄芪为60g，加青葙子12g。

患者连续用药2月余，口、眼、鼻干大有好转，疗效满意，再用药巩固。

【诊治思路】干燥综合征是一种侵犯外分泌腺体，尤以唾液腺和泪腺为主的慢性自身性免疫疾病，又称为自身免疫性外分泌腺体病。其特点是泪腺和唾液腺分泌减少，形成干燥性角膜炎和口腔干燥。它可同时累及其他器官，造成多种多样的临床表现。本病可以单独存在，称原发性干燥综合征，也可以与其他疾病同时出现，称继发性干燥综合征。本病病程虽冗长，但预后好。目前无特效疗法。

本病属全球疾病，以 50 岁左右女性多见，占 90% 以上，属中医学的"干燥病""燥证""痹证"等范围，多以口、眼、鼻干燥及涩痛、异物感为主要表现，属虚证。

以上是干燥综合征的诊断标准，但此患者并不符合。原因在于口、眼、鼻、皮肤在体表，暴露于大自然中，容易受风、热影响失去部分水分感觉干燥。患者口干却不欲饮水、胃脘有振水声等症状，均说明体内不缺乏水分。患者越饮越渴表明并非阴虚，若阴虚则越饮水越舒适，越饮水眼、鼻干燥越减轻。患者为明显的湿盛。所以，此病例不是干燥综合征，而是湿证，脾虚湿胜。

同一个证候，可能源于多种疾病，不同的疾病也可能形成同一证候。只有找到证候形成的根源，才能正确诊治。判断证候要谨慎，证候没有"专利"。

明确本病例属湿证，治疗应以祛湿为主。以薏苡仁、泽泻、车前子、冬瓜皮、猪苓开通泌尿通道，渗湿利水，消除里湿。以荆芥、薄荷、羌活、桂枝、细辛开通汗道通道，通过汗液散除肌表湿气，改善腰、背、肌肤酸痛怕冷。以黄芩、栀子以燥湿清热，解除肌肤之热湿。以炮姜、木香、陈皮开通胃肠进食通道，改善胃脘积气和怕冷。以生地黄、地骨皮、牡丹皮清除体内湿热。以酸枣仁、龙齿改善失眠。

通过以上方法，促使机体表、里尽快达到新的阴阳平衡，证候消失，自然病愈。

病例十二　心包积液

【病史经过】何某，女，17 岁。心包积液 2 年，反复发热加重。咽痛，咳嗽，痰黄量多，胸闷气喘，头痛头晕，困倦失眠多梦，纳差腹胀，便溏，颜面、下肢水肿，舌体胖大苔白腻，脉沉滑。

【辨证】肺脾两虚，脾虚湿困。

【治则】清肺化痰，健脾化湿。

【方药及用法用量】鱼腥草 30g，金荞麦 20g，金银花 20g，杏仁 10g，桔梗 10g，浙贝母 10g，前胡 10g，桑白皮 12g，葶苈子 (包煎)10g，姜半夏 10g，厚朴 12g，茯苓 15g，生姜 6g，紫苏梗 12g，荆芥 12g，防风 10g，白芷 12g，石菖蒲 15g，炒酸枣仁 30g，珍珠母 (先煎)20g，生薏苡仁 30g，泽泻 30g，车前草 30g，生黄芪 40g，陈皮 15g。

以此方为主，根据病情变化适当加减用药，连续 5～6 个月，咳嗽、黄痰减轻，胸闷气喘好转，水肿消失，未再反复。嘱咐患者，防止感冒，增强体质。

【诊治思路】患者诊为上呼吸道感染、心包积液。心包积液是由上呼吸道感染引起。外邪通过口、鼻、肺侵犯机体，引起上呼吸道感染。上呼吸道感染后，外邪（细菌、病毒、结核杆菌等）进入血液循环，随血液侵犯心包膜，使心包膜发生炎性病变，炎性渗液渗入心包内，称为心包积液。

连接心脏的血管有两种：主动脉和腔静脉。主动脉接收由左心室排出的鲜血（鲜血是含营养和氧气丰富的血液）。主动脉分肺动脉（供上肢和头部鲜血）、腹腔动脉（供胃、肠、肝、脾、胰、肾鲜血）和下肢动脉（供下体和下肢鲜血）。这些动脉最后分成小动脉、微动脉，给脏腑、器官、组织、细胞，供给养分。然后，搜聚脏腑、器官、组织、细胞的浊血（含体内代谢产物的血），由微小静脉汇聚于上腔静脉（搜集头部、上肢的浊血）流入右心房，经三尖瓣（右心房和右心室之间的通道）流入右心室，再由右心室流入肺脏。经由肺与自然界进行气体交换，吐故纳新，完成周身血液循环。这样周而复始的循环维持人体的正常生理功能，生命不息。

正常的心包内含液体量很少，主要起润滑作用。心包积液过多时，影响心脏的舒缩功能，心脏不能把血液输送全身，而全身的血液又不能回流心脏，体循环淤血，产生痰湿、水肿的诸多证候。血液瘀积在上腔静脉，形成头部和上肢证候，如头痛、头晕、头胀、记忆力下降、急躁易怒、易惊、害怕、狂躁、抑郁等证候；瘀积在胃肠，形成肝大、脾大、腹水、纳差、食欲不振、肠鸣、腹泻等证候；瘀积在全身肌肤、下肢，全身酸懒、疼痛，肢体沉重，手足麻、腰、背酸痛，遇寒加重等证候。

心包积液的治疗大法有二：一是辨证论治。心包积液形成前应先治外感，防止细菌、病毒侵犯心包导致心包炎，形成心包积液。有发热、咳嗽、黄痰者，应用清肺祛痰、解除痰湿，常用药如鱼腥草、金荞麦、金银花、连翘等；止咳化痰药，如杏仁、桔梗、贝母、前胡、瓜蒌、紫苏子、莱菔子等。心包积液形成后，应以祛痰湿为主，常用药半夏、厚朴、白术、茯苓、荆芥、防风、白芷、石菖蒲、薄荷、桂枝、细辛、泽泻、车前子、冬瓜皮、生黄芪等健脾祛湿。本例患者就是以清热解毒、健脾化痰治疗，用药 2～3 个月，病情好转。二是审证治因。本病例为心包积液致体循环淤血引起的痰湿诸证候。

西医临床治疗心包积液有三种方法：①对症治疗呼吸道感染：辨证论治，防止心包炎、心包积液形成；②心包穿刺：穿刺抽出心包内积液，改善心脏舒缩功能障碍，心脏排血量和回心血量增加，消失水肿；③心包开窗引流术：切开心包膜，引流出心包内积液，改善心脏舒缩功能障碍。

由此可知，辨证论治和审证治因，都可以缓解痰湿证候。辨证论治是通过减少全身血容量缓解证候，心包开窗引流术是通过去除心包积液，针对心脏舒缩障碍进行治疗。

值得一提的是，痰湿水肿有两种：一种是功能性的，一种是器质性的。功能性的痰湿水肿无脏腑、器官、组织的损伤，去除体内太过的痰湿、水肿即可治愈，如肥胖症。器质性痰湿水肿有明显的脏腑、器官、组织损伤、破坏，难彻底治疗，如心力衰竭、肝硬化腹水、肾衰竭、心肌病等。

病例十三　糖尿病坏疽

【病史经过】张某，男，65 岁，患糖尿病 16 年，坏疽 1 年余。患者行动不便，家属请我出诊。患者干瘦如柴，卧床，穿单裤、单衣、敞怀，面容憔悴（注：诊病时是冬天），询问病情时表现得不耐烦。舌苔红似镜面，脉细快。两足尖裹着纱布，露在裤外，足瘦呈紫褐色，左足踇趾、第二趾和右足第四、五趾深褐色稍肿，足尖有四块黑色坏死组织，坏死和未坏死皮肤界线分明。经询问得知，患者患病多年，未坚持按医嘱服药、控制饮食，出现足趾麻木、怕冷、变黑，待发现后已坏死。多次医治不见效果，久而久之，患者失去信心，脾气急躁，有时整夜难眠，服用安眠药助眠。

【辨证】糖尿病坏疽（阴虚内热型）。

【治则】养阴增液，凉血除蒸。

【方药及用法用量】生地黄 20g，玄参 20g，连翘 30g，金银花 30g，牡丹皮 15g，丹参 30g，赤芍 30g，薏苡仁 15g，生黄芪 80g，延胡索 10g，炒麦芽 30g，莱菔子 10g，干姜 6g，地骨皮 10g，青蒿 10g，炒酸枣仁 30g。

用药 2 周，患者家属称其心烦减轻，足趾疼痛减轻，夜间有时也能睡眠，要求继续用药，改方为：生地黄 30g，玄参 20g，连翘 30g，金银花 30g，牡丹皮 20g，赤芍 30g，薏苡仁 20g，生黄芪 80g，延胡索 10g，炒麦芽 30g，莱菔子 10g，干姜 6g，地骨皮 12g，青蒿 12g，水牛角（先煎）30g，黄芩 10g，炒酸枣仁 30g。

患者服药 2 个多月后，家属称足趾坏死已经脱落 2 个，但未完全愈合，有血渗出。我见患者时，足部皮肤较前光泽，坏死脱落处皮肤伤口有少量渗出和出血，改方为：生地黄 15g，玄参 15g，连翘 30g，金银花 30g，黄芩 10g，牡丹皮 30g，丹参 20g，赤芍 20g，薏苡仁 30g，生黄芪 120g，延胡索 10g，炒麦芽 30g，炒谷芽 30g，莱菔子 12g，干姜 6g，地骨皮 12g，青蒿 12g，水牛角（先煎）30g，紫草 20g，仙鹤草 15g，淫羊藿 10g，菟丝子 20g，冬瓜皮 30g，车前草 20g，炒酸枣仁 30g。

患者用药 2~3 个月，足尖坏死处全部脱落、愈合。足面、足体较前光滑。患者已能下地活动，甚至协助家属干点轻活儿。改方维持，以图疗效更佳。

方药：生地黄 15g，玄参 15g，连翘 30g，金银花 30g，黄芩 10g，牡丹皮 30g，丹参 20g，赤芍 30g，薏苡仁 20g，生黄芪 100g，延胡索 10g，炒麦芽 20g，莱菔子 12g，干姜 6g，紫草 10g，水牛角 (先煎) 30g，仙鹤草 10g，炒酸枣仁 30g。

【诊治思路】糖尿病的一个原因是胰岛功能障碍或坏死，胰岛素分泌下降，血糖不能被机体利用，过多的血糖排出体外时，把体内津液带出体外，体内津液减少，而产生阴亏或阴虚内热。另一个原因是体内大量的血糖排出体外，而影响了机体的三大代谢物质（糖、脂肪、蛋白质）的合成和分解。正常情况下，水谷之气经消化转化为糖类，血糖经肝脏合成脂肪、蛋白质供身体利用，构建人体、脏腑、器官、组织、细胞的正常新陈代谢，维持生命。当胰岛功能受损后，血糖从体内排出，而体内的血糖减少，机体与维持生存，需要将脂肪分解变为糖类，供自身利用。当脂肪用尽，就需要蛋白质分解成脂肪，再分解为糖类。在这个过程中，脂肪、蛋白质减少，机体各方面功能下降，表现为抵抗力不足，所以，糖尿病患者多消瘦、乏力，易罹患多种并发症。

本例患者患糖尿病多年，未接受正规治疗且生活调养不足，机体脱水而形成长期阴虚内热，营养障碍而形成肢端坏死、变黑。

糖尿病坏疽的治则：应以养阴增液、凉血除蒸为主。因坏死趾端阴液亏少，营养不良，因此冰冷、变黑，内热加剧后疼痛难忍。用药后，降低了内热，增加了趾端供血，有利于组织愈合，坏死趾端脱落，疼痛自然减轻。由于内热，患者心烦急躁，夜不安枕，敞怀露体，以图散发内热，着重给予清热解毒、凉血除蒸后恢复。

病例十四　荨麻疹

【病史经过】王某，男，70岁。患者皮肤瘙痒，搔抓后皮肤起红斑，大小不定，部位游走不定。患者开始并未在意，认为虫咬所致。后发现其他部位皮肤也出现瘙痒，搔抓后加重，尤以夜间为甚，至黎明瘙痒、疹块减轻。白天如常人，既无皮肤瘙痒也无疹块。这样反复发作半月余。发作时伴有夜间心烦，身热，大便不畅通，散步或汗出身舒。舌苔白腻，脉弦滑。

【辨证】荨麻疹。

【治则】解表，利水，凉血除蒸。

【方药及用法用量】荆芥10g，防风10g，蝉蜕6g，牛蒡子10g，生地黄10g，生石膏（先煎）30g，苦参15g，苍术10g，生薏苡仁20g，泽泻30g，火麻仁10g，地骨皮10g，车前草30g，青蒿10g，炒酸枣仁30g，首乌藤30g，炒麦芽15g，莱菔子10g。7剂，水煎服，每日2次。

用药1周后，皮肤瘙痒减轻，搔抓后疹块减少，夜间身热、心烦较前减轻。

第二次复诊，在第一次方的基础上改方药为：荆芥12g，蝉蜕10g，牛蒡子12g，生薏苡仁30g，火麻仁20g；加珍珠母（先煎）30g，焦神曲30g，水牛角（先煎）30g，牡丹皮12g，赤芍10g。

用药半个月，患者瘙痒、斑块、心烦、身热明显好转，但有时夜间仍有个别部位瘙痒，或有少许小疹块。按原方服药2～3周后，诸证皆无，患者未再来复诊。

【诊治思路】荨麻疹发病原因有二：外邪侵袭和新陈代谢紊乱。外邪侵袭，主要是某些物质从口、鼻吸入，进入机体，产生异性蛋白质，吸收后引起皮肤瘙痒或疹块。在这种情况下，只要断绝外源，症状即好转，可以少用或不用药物治疗。新陈代谢紊乱是由于机体内的物质"太过"或"不足"引起的。体内积存物质，特别是代谢中产生的废物排泄障碍，刺激皮肤，引起瘙痒、产生疹块；体内物质不足，为了维持生存，机体自身分解脂肪、蛋白质变成糖类供正常生理活动，在这个过程中产生了一定的毒素，刺激皮肤，形成瘙痒、疹块。

由此可知，饮食、粪、尿、汗、呼吸五大环节，任何一个或几个环节发生障碍，机体都会产生不适证候，这就是机体生病的原因。如肾炎、肾衰竭是泌尿系统发生障碍，体内代谢废物（尿酸、尿素、尿素氮、肌酐）排泄障碍而引起证候；如气管炎、肺气肿、呼吸衰竭，是由于呼吸系统发生障碍，使机体内缺氧、二氧化碳潴留而形成证候；再如胃炎、胃溃疡、食管癌，由于消化系统发生障碍而产生的证候等。治疗疾病的原理就是用药物或非药物的方式帮助机体疏导、调整这五大环节中的一个或几个环节，解除障碍，恢复正常的新陈代谢，疾病即可痊愈。

本例荨麻疹是肌肤、汗孔排泄障碍，用荆芥、防风、蝉蜕、牛蒡子疏通汗道，解表排汗。再根据代谢的"太过"或"不足"进行调理。属于体内物质"太过"者，用利水排毒，给予利水药（生薏苡仁、泽泻、车前子等）；属于体内物质"不足"者，体内代谢受限，则必先补充津液，增加汗源，毒才能顺利排出，所以常用当归饮子方剂（增汗源、排毒素）。机体内热明显者，给予凉血除蒸药（生地黄、玄参、知母、地骨皮、青蒿、牡丹皮等）。

这就是中医调理阴阳、恢复平衡的方法，即进入机体的物质等于体内排出的废物达到新的平衡，这个道理也适用于西医。荨麻疹的治则亦如此，但更应重视汗道的疏导、排毒，内热的降低（釜底抽薪），因内热向表排泄，内（里）热越高，表里差距越大，病情越严重、越复杂。表里差距越小，越容易恢复平衡，疾病越容易治愈。所以，治疗荨麻疹要重视调节表里，缩短表里差距，促使表里平衡，缩小内、外（表）差距。

病例十五　湿疹 2 例

湿疹一

【病史经过】沈某，男，68 岁。慢性湿疹 20 余年。起病时腹部起小水疱、瘙痒，抓破时有水流出，时有斑点皮疹，逐渐波及双下肢、双上肢及胸背，反复发作。每次发作时，患者常用一些外用药（药物不详），用后病情减轻，至今时好时坏。此次，患者因便秘（大便四五天 1 次）、肤痒（尤以双下肢为重）、心烦就诊。

【辨证】慢性湿疹，湿热内蕴证。

【方药及用法用量】荆芥 12g，防风 12g，蝉蜕 12g，牛蒡子 12g，当归 10g，生地黄 10g，生石膏（先煎）20g，知母 10g，苦参 30g，火麻仁 30g，延胡索粉（冲服）6g，生薏苡仁 30g，泽泻 30g，车前草 30g，黄芩 10g，栀子 10g，赤芍 10g，牡丹皮 10g，炒酸枣仁 30g，黄芪 30g。7 剂，水煎服，每日 2 次。

服药 1 周后，患者诸证较前减轻，但仍便秘，大便两三天

1 次，不畅。

改方药为：延胡索粉（冲服）8g，牡丹皮 20g，加冬瓜皮 30g，继续用药 2 周。在用药过程中，患者自觉畏寒，时有颤抖。在原方基础上，加桂枝 10g，细辛 2g。用药不到 1 周，患者全身皮疹潮红、水肿，继而形成全身剥脱性皮炎，由白色鳞屑覆盖（全身，尤以面、背、四肢最重，痒甚，不能安睡），原因不明。再在原方基础上，去桂枝、细辛，增加清热凉血药物，以釜底抽薪、清其内热。

改方药为：荆芥 12g，防风 12g，蝉蜕 12g，牛蒡子 12g，赤芍 10g，生地黄 10g，生石膏（先煎）20g，苦参 30g，火麻仁 30g，白鲜皮 30g，延胡索粉（冲服）8g，水牛角（先煎）25g，生薏苡仁 30g，泽泻 30g，车前子 30g，冬瓜皮 20g，黄芪 60g，黄芩 10g，炒栀子 10g，炒麦芽 20g，北沙参 10g，牡丹皮 20g。7 剂，水煎服，每日 2 次。

用药 1 周后，诸证稍轻，但夜间仍感手足心热。生石膏、水牛角、牡丹皮用量继续加大。用药 2 周后，白色鳞屑逐渐脱落，皮肤红润。皮肤瘙痒虽大有好转，但夜间仍甚。改方药：知母 30g，北沙参 20g。

继用方药为：荆芥 12g，防风 12g，蝉蜕 12g，牛蒡子 12g，知母 30g，石膏（先煎）60g，苦参 30g，火麻仁 10g，白鲜皮 30g，延胡索粉（冲服）8g，生薏苡仁 30g，泽泻 30g，车前草 30g，冬瓜皮 30g，黄芪 60g，黄芩 10g，炒栀子 10g，紫草 30g，炒酸枣仁 30g，海桐皮 20g，珍珠母（先煎）40g，赤芍 40g，牡丹皮 40g，大腹皮 15g，水牛角（先煎）80g，炮姜 4g，北沙参 20g。

用药月余后，大便通畅，皮肤粉白鳞屑大部脱落，仅双下肢末梢未脱净，睡眠好。患者共用药 7 个月余基本恢复，目前仍用药巩固。

【诊治思路】从患者病情分析，为湿热内蕴、排泄不畅引起。《古今医鉴》曰："痰属湿，乃津液所化。"《名医杂著》："百病之源，皆生于痰。"《素问》言"阳盛则热""热盛则肿"。《灵枢·痈疽》："大热不止，热盛则肉腐，肉腐则为脓……故命曰痈。"《素问·至真要大论》"诸热瞀瘛，皆属于火""热极生风"。"痰属湿，乃津液所化""百病之源，皆生于痰"，说明痰湿与体内过多的津液和湿有关。"阳盛则热"就是超过人体所需之热，过多的营养产生的热。"热盛则肿"就是过多的湿痰聚集而成。"大热不止，热盛则肉腐，肉腐则为脓"，即热和湿在体内对肌肤造成的损伤。这些症状在此病例患病全过程都得以验证。体内（里）太过的湿热和便秘。

《景岳全书》曰："凡看病施治，贵乎精一。盖天下之病，变态虽多，其本则一。天下之方，治法虽多，对证则一。故凡治病之道，必确知为寒，则竟散其寒；确知为热，则竟清其热。一拔其本，诸证尽除矣。""万事皆有本，而治病之法，尤以求本为首务……万病之本，只此表、里、寒、热、虚、实六者而已……而直取其本，则所生诸病，无不随本皆退矣。"知其病根，即可根据治则，疏通排泄通道，清除体内湿热，则诸证得愈，阴阳恢复平衡（皮肤病的花根辨治）。

我认为，体内的湿和热是导致诸多疾病的元凶，只要抓住这个本质，治疗自然得心应手（参考疾病横行平面表现规律及五条通道辨证规律）。

湿疹二（三种不同类型湿疹）

病案 1

【病史经过】史某，女，51 岁。糖尿病 17 年，湿疹 6～7 年。患者全身湿疹，头、面、前胸、后背、四肢均有针尖、红枣大小不等红色或红褐色斑块，新旧参差，以旧疹居多，瘙痒夜甚。痒在凉处身舒，抓破后瘙痒减轻，反复发作，曾就诊多次，效果不佳，遂来诊。

【方药及用法用量】金银花 30g，连翘 30g，蒲公英 30g，穿心莲 20g，龙胆 10g，荆芥 12g，白芷 12g，蝉蜕 12g，牛蒡子 12g，生石膏 (先煎)30g，生地黄 10g，苦参 30g，火麻仁 30g，芒硝 4g，炮姜 20g，陈皮 15g，生薏苡仁 30g，泽泻 30g，车前草 30g，冬瓜皮 30g，水牛角 (先煎)20g，牡丹皮 20g，珍珠母 (先煎)40g，白鲜皮 30g，紫草 20g。

患者服用此方加减用药共 6 个月，湿疹大部分减轻、好转，仅剩颈部、两上肢及前胸有个别新疹。

在第一方的基础上，加羚羊角粉（代）24g，皂角刺 30g，黄芪 40g，板蓝根 30g，穿心莲 30g，紫草 30g，患者继续用药共 1 个月，颈、胸湿疹消失，两上肢仍有个别新疹出现。患者已很满意。继续用药巩固疗效。

病案 2

【病史经过】江某，女，37 岁，教师。全身泛发湿疹。患者背部湿疹，夜间痒甚，不能入眠，经静脉滴注地塞米松治疗后全身泛发湿疹，头、颈、胸、背、四肢及外阴、臀沟，红、肿、斑、点、块状湿疹，有的地方渗出液体，尤以外阴、臀沟严重。患者不停搔抓，心烦急躁，坐卧不安，舌苔黄腻，脉滑数。

【方药及用法用量】荆芥 12g，防风 10g，蝉蜕 12g，牛蒡子 12g，生地黄 10g，生石膏(先煎)20g，苦参 30g，姜半夏 10g，厚朴 10g，茯苓 15g，砂仁(后下)10g，炮姜 10g，陈皮 10g，苍术 12g，黄连 6g，黄柏 12g，炒栀子 10g，炒酸枣仁 30g，生龙齿(先煎)30g，生薏苡仁 30g，泽泻 30g，车前草 30g，木香 6g，生黄芪 40g，芡实 10g，白果 10g。7 剂，水煎服，每日 2 次。

7 天后患者自觉诸证稍减轻，但大便仍每日 2～3 次，夜间湿疹痒甚，手足心热，失眠。

改方药为：荆芥 12g，防风 12g，蝉蜕 12g，牛蒡子 12g，生地黄 10g，生石膏(先煎)30g，苦参 30g，姜半夏 10g，厚朴 12g，茯苓 20g，砂仁(后下)12g，炮姜 15g，陈皮 10g，苍术 12g，黄连 10g，黄柏 10g，栀子 10g，炒酸枣仁 30g，生龙齿(先煎)40g，泽泻 30g，车前草 30g，木香 10g，生黄芪 40g，芡实 10g，白果 10g，地骨皮 10g，青蒿 10g，牡丹皮 15g。7 剂，水煎服，每日 2 次。

用药 7 剂后，诸证较前好转。嘱患者连续用药，每周复诊 1 次，共用药 3 月余，全身泛发湿疹痊愈。

病案 3

【病史经过】王某，男，65 岁，双下肢湿疹。患者口苦，口腔溃疡，心烦失眠，全身酸沉，手足心热，夜间手足易露被外，两下肢多处红肿，呈紫褐色斑块，瘙痒夜甚，搔抓后易泛烂，抓破痒才止，舌苔黄腻有黑刺，脉弦滑。

【辨证】湿热湿疹。

【方药及用法用量】龙胆 6g，黄芩 10g，炒栀子 10g，泽泻 30g，车前草 30g，枳实 10g，火麻仁 20g，莱菔子 12g，荆芥

10g, 防风 10g, 蝉蜕 10g, 牛蒡子 12g, 生地黄 10g, 生石膏 (先煎) 30g, 苦参 20g, 炒酸枣仁 30g, 珍珠母 (先煎) 30g, 地骨皮 10g, 青蒿 10g, 牡丹皮 10g, 生薏苡仁 30g, 冬瓜皮 15g, 生黄芪 40g。

用药 7 剂, 症稍减轻, 大便仍每周 1 次, 皮肤瘙痒略轻, 其他证候同前。

改方药: 龙胆 6g, 黄芩 10g, 栀子 10g, 泽泻 30g, 车前草 30g, 枳实 12g, 火麻仁 30g, 芒硝 6g, 莱菔子 12g, 荆芥 12g, 防风 10g, 蝉蜕 12g, 牛蒡子 12g, 生地黄 12g, 生石膏 (先煎) 30g, 苦参 30g, 炒酸枣仁 30g, 珍珠母 (先煎) 40g, 地骨皮 12g, 青蒿 12g, 牡丹皮 15g, 生薏苡仁 30g, 冬瓜皮 30g, 生黄芪 60g。

患者用药后大便通畅, 全身症状减轻, 双下肢紫红色疹变浅, 部分好转。嘱患者每周复诊, 3 个月后, 湿疹及诸证全部好转。

【诊治思路】3 例湿疹发病各有其特点: 病案 1 患者患糖尿病 17 年, 顽固性湿疹 6~7 年, 治疗时间长, 难愈; 病案例 2 患者为激素所致泛发性湿疹, 病情虽重, 但恢复迅速; 病案 3 患者为皮肤湿疹, 用药时间不长, 但疗效好。

【共同特点】3 位患者都有内热、内积热和痰湿, 这三个条件正好符合疾病横行平面表现规律。内热和内积热都是由体内多余废物产生的热, 瘀久化热而成。热使体内代谢失去平衡, 机体为达到新的平衡, 必须排出体内的毒。在排毒过程中, 又有多余的湿邪阻挡, 毒排出不畅或排出过少, 刺激皮肤, 产生瘙痒和红斑、点。

用龙胆、黄芩、黄柏、栀子、金银花、连翘等清热解毒，祛其内积热；用水牛角、生石膏、地骨皮、青蒿、牡丹皮等清热凉血，祛除内热骨蒸；用荆芥、防风、白芷、蝉蜕、牛蒡子，解表排汗，清除肌肤内的毒，则瘙痒可止；用泽泻、车前草、生薏苡仁、冬瓜皮等利水消肿，清除体内多余的湿邪。再根据其他证候适当对症治疗，经过以上用药，3例湿疹全部好转。

平时我也经常应用中医脏腑辨证论治，但觉得用代谢的"太过"或"不足"诊治疾病更便捷、更直观。例如，从脏腑辨证，头痛、头晕属肝，肝阳上亢；耳鸣、耳聋属肾，肾开窍于耳；目干涩、视物不清、多泪属肝，肝开窍于目；鼻塞、流涕属肺，肺开窍于鼻；口苦、口淡、口咸、口甜、口酸属脾，脾开窍于口；舌尖红、心悸属心，舌为心之苗。按部位来说，这些都是头部大脑证候，如大脑水湿太过，影响脑细胞的正常思维活动，脑细胞功能异常，又有毒性刺激，必然会出现头晕、头痛，思维、记忆力下降，失眠、多梦，严重者可出现癫狂、抑郁、昏迷、不省人事。如果影响了十二对脑神经，就会出现五官证候。如影响了第八对神经（听神经），就会出现耳鸣、耳聋；影响了第二、三对神经（视神经），就会眼花、视物不清、多泪、目干涩，或眼活动障碍；如果影响了第九对神经（舌咽神经），就会口淡、口酸、口甜、语言不利、语謇、舌体不灵活等。这些证候都与颅脑水湿过多有关。只要用祛水利湿的药物把脑内水湿清除掉，就可以迎刃而解。

如果从脏腑辨证论治，有的医生从肾辨治，有的医生从肺辨治，也有的从肝辨证或从脾辨治，不能统一，用药也不一致，疗效自然也不一样。所以我认为，从人体各器官功能分析诊治更合理、更便捷。

病例十六　银屑病

【病史经过】张某，女，32 岁，护士。患银屑病 20 多年，曾就诊多次，病情时好时坏。患者面部脸颊、颈、前胸、后背、四肢布满鳞屑状皮疹，有的似小白塔，白皮层层鼓起，有的呈红色斑点、皮疹，有的脱屑。同时伴有皮肤瘙痒，心烦难眠，手足心热，头昏困乏，大便干燥，舌苔白腻，脉细滑。

【辨证】银屑病。

【方药及用法用量】荆芥 10g，防风 10g，蝉蜕 10g，牛蒡子 10g，生地黄 10g，生石膏(先煎)30g，苦参 20g，火麻仁 30g，苍术 10g，黄芩 10g，炒栀子 10g，薏苡仁 30g，车前草 30g，珍珠母(先煎)30g，生黄芪 40g，牡丹皮 20g，白鲜皮 30g，赤芍 20g，紫草 20g，首乌藤 30g，知母 12g，丹参 20g，冬瓜皮 10g。7 剂。水煎服，每日 2 次。

服药 7 剂后，皮疹红色稍变浅，白色脱屑减少，瘙痒减轻，大便通畅。经检查，在原方的基础上改方药：苦参 30g，牡丹皮 30g，紫草 30g，赤芍 30g，冬瓜皮 20g，生黄芪 60g。

患者用药后，自觉身轻，皮疹逐渐好转，但仍未完全消退，嘱继续服药，可连服 2～3 个月。患者服药半年余，绝大部分皮疹消退、好转，皮色如正常人。

【诊治思路】正常情况下，人体内的产热和散热是平衡的，体内的津液平衡。若人体内水湿太过（津液超过了人体适应范围），机体内的产热和散热便失去平衡。产热增加，体温增高，增高的内热必然要通过皮肤排出。而过多的水湿和密度较大的皮肤，又阻挡了内热排出。过多的内热和过多的水湿在皮肤内斗争，刺激皮肤产生瘙痒和异物感等。这就是荨麻疹产生瘙痒的原因。当搔抓时，又刺激了皮肤和皮下组织，使过多的水湿骤聚，形成疹块、红斑、划痕。越搔抓越痒，红斑、皮疹越扩大，直至皮下小水疱破溃，流出水才停止。如果透发在皮肤上的小水疱，有的破溃，有的形成斑疹未破溃，正似湿疹的成因。如果小水疱较为固定在皮肤上某一点，反复起落，使皮肤表面层层坏死，出现白皮或形成鳞屑，这就是银屑病。由此推断，过多的水湿和内热是很多皮肤病的成因，我据此总结，得出治疗荨麻疹、湿疹、银屑病、红斑、疹块的方法和治则。

　　银屑病的治则是以治湿和治热为主的大法。所以，以荆芥、防风、蝉蜕、牛蒡子解表散湿。从体表散湿散热，寻求机体平衡；以生石膏、黄芩、栀子清热解毒，祛除体内毒热；以生地黄、赤芍、牡丹皮、紫草、知母清内热，凉血除蒸，釜底抽薪。从体内降低内热的产生，以期达到体内新的平衡；以苦参、白鲜皮燥湿止痒；以火麻仁清热泻火通便；以生薏苡仁、车前草除湿利水。经用药7～8个月，患者全身银屑病好转，皮肤如常人，至今未犯。

　　这个思路也是根据疾病横行平面表现规律和五条通道辨治法而设想。所以，我认为只要把五大证候灵活运用，分清疾病证候主、次部位，分析用药重点和用量，其疗效肯定明显。

病例十七　痰湿证

【病史经过】杨某，女，44岁。患者右肺结节切除术后，休养期间感到胸闷气憋、气喘，尤以上楼时加重。口苦、急躁易怒，头晕眼花，嗜睡懒动，失眠多梦，全身酸楚怕冷，腿沉手麻。饭后酸胀，怕冷矢气，大便不成形，每日2～3次，似不净，夜间身热手足易露在被外，舌苔白腻微黄，脉弦滑。

【辨证】肝郁化火，脾虚湿困。

【方药及用法用量】龙胆6g，黄芩10g，栀子10g，泽泻20g，车前草30g，姜半夏10g，厚朴10g，茯苓15g，生姜10g，陈皮10g，荆芥10g，防风10g，白芷10g，石菖蒲15g，炒酸枣仁30g，生龙齿（先煎）30g，生薏苡仁30g，葶苈子（包煎）10g，藿香（后下）10g，佩兰（后下）10g，生地黄10g，地骨皮10g，青蒿10g，生黄芪40g。

患者用药7天，自觉身体轻松，部分证候改善，但活动后仍喘息，易惊多梦，睡眠不实，腹胀，手足心热，舌苔仍白腻，脉细滑。

在前方基础上改方药为：生姜12g，茯苓20g，荆芥12g，泽泻30g，加砂仁（后下）6g，葶苈子（包煎）12g。

7天后，患者证候大部分减轻，胸闷气喘较前好转，白天仍有困意，梦较前减少，嘱按原方服药3～4周。服药期间，患者因感冒静脉滴注治疗3天后，突然感到恐惊不安，似有人加害于她，必须有人陪伴。

在原方基础上，改石菖蒲30g，加冬瓜皮30g，继续服药，并适当加强活动，3～4周后，患者多疑善惊好转，仍继续

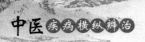

服药。

患者共服药大约半年余，诸证好转，并正常工作。

【诊治思路】诸多症状说明，患者在无外感情况下，水湿瘀积在体内，所以胸闷、气憋喘息，尤以上楼时加重；水湿痰饮增加，郁久化热而口苦、急躁、易怒；颅内痰湿过重，影响思维，所以头晕眼花，嗜睡、失眠、多梦；胃肠水湿泛滥，引起脾胃虚寒，所以腹胀，便溏，大便次数增多；水湿瘀积在肌肤，全身酸懒、沉重，手足麻木，怕冷，舌苔白腻微黄，脉细滑。

患者在诸证减轻的情况下，因外感后静脉滴注使体内水湿又突然增多，颅内压增高，使脑神经发生异常，引起易惊、害怕。因脑组织易于损伤，遇到这种情况必须尽快治疗，否则易造成癫、狂、抑郁诸证。

根据分析，患者证属水湿痰饮太过，排泄过少。瘀积体内造成的证候有三方面：内积热（郁而化热）、内热和水湿太过。

应给予龙胆、黄芩、栀子清热解毒，清除内积热的口苦、急躁；以荆芥、防风、白芷、石菖蒲，通过解表排汗，清除头晕、眼花、嗜睡、失眠，易惊、害怕，改善脑组织，促使情感恢复；以泽泻、车前草、薏苡仁、冬瓜皮，通过利尿、消肿，解除水湿痰饮；以生地黄、地骨皮、青蒿清除内热，改善潮热、骨蒸。再根据失眠多梦，给予安神定志的炒酸枣仁、生龙齿和益气的黄芪，促进安眠（参考：五条通道辨治法）。

病例十八　黑眼圈

【病史经过】肖某，女，46岁。主诉，黑眼圈半年余。患者平素易疲劳，腿沉，时有白日嗜睡，夜晚失眠，头昏目花，口苦咽干，面无光彩。近半年来，眼圈变暗变黑，眼睑下垂，似熊猫黑眼。曾多次去医院就诊，疗效不理想，故来就诊。舌苔白腻，脉弦细。

【辨证】湿热肆虐，面垢目黑。

【治则】清热祛湿，明目除垢。

【方药及用法用量】黄芩10g，栀子10g，陈皮12g，荆芥12g，防风12g，白芷12g，薄荷(后下)10g，炒酸枣仁30g，生薏苡仁30g，泽泻30g，车前子(包煎)30g，冬瓜皮30g，川芎10g，黄芪40g。

患者用药1周，自觉酸懒腿沉、嗜睡减轻，但眼周黑圈、面垢无光，未见明显好转。

在原方基础上改方药为：黄芩10g，栀子10g，陈皮15g，荆芥15g，防风15g，白芷15g，薄荷(后下)10g，炒酸枣仁30g，生薏苡仁30g，泽泻30g，车前子(包煎)30g，冬瓜皮30g，猪苓30，菖蒲15g，川芎10g，黄芪60g，苍术10g。

患者服药2周，诸证均减轻。黑眼圈面垢变浅，身体更感轻松。患者心情愉快，故用药2～3个月，黑眼圈、面垢、眼睑水肿消失。

【诊治思路】黑眼圈多在湿邪基础上逐渐发生，开始稍变色，后逐渐加重加深，一直到深黑，似熊猫眼周黑圈。同时伴有面垢无光泽，上眼睑肿。这是由湿毒逐渐加重形成。上眼睑的皮肤薄，仅由表皮和内膜两层组织构成。眼皮活动多，眼睑的微动脉携带的营养物质多，产生的废物也多，但排泄不畅通，所以面垢臃肿，光泽度下降，眼睑浮肿变色。这都是淤积于眼睑的湿邪和废物所造成。

黑眼圈不是单纯的眼睑病变，它是体内湿邪瘀积在眼睑的表现。所以，其辨证治法是在祛全身湿邪的基础上，改善黑眼圈。

治疗黑眼圈以排出体内废物为主要治则，以祛湿利水为首务。祛湿法有三：一是开通汗道通道，以汗的形式通过解表祛湿、排出废物。常用药为荆芥、防风、白芷、薄荷、牛蒡子。二是开通肾、膀胱通道，以尿的形式排出体内废物。常用药为茯苓、猪苓、泽泻、车前子、茵陈、滑石、薏苡仁。三是体内湿易变热，所以湿重的患者多有心烦易怒、口苦、口臭、口舌生疮等症状，所以，多用清热燥湿药物，既清除内热又祛除湿邪，常用药为黄连、黄芩、黄柏、栀子。

体内湿邪肆虐，无处不到，除引起湿热证候外，还有其他症状。因此，除给祛湿热药物外，还需用一些对证的药物。若有气虚者，加黄芪、人参、党参、太子参以益气补虚；若有脾虚者，加白术、茯苓、陈皮、木香以健脾理气；若有失眠者，加酸枣仁、珍珠母、柏子仁以安神定志；若有心烦者，加黄芩、黄柏、栀子以清热燥湿；若有内热者，加生地黄、牡丹皮、地骨皮以清热凉血；若有寒湿者，加桂枝、细辛、吴茱萸、生姜以温阳散寒；若有血瘀者，加红花、丹参、川芎以活血化瘀；若有便溏者，加山药、白扁豆、莲子肉等，以健脾益气除湿。

病例十九　寒包火

【病史经过】杨某，女，67 岁。患者主诉，近 3 个月来总觉皮肤凉而体内热，有时忽冷忽热，时常伴有口渴，又不思饮水。饮水后脘腹胀满、目干、鼻干，讲话太多时声音嘶哑，严重时发音困难或无声，时有多梦。舌苔白腻，脉弦滑。

【辨证】脾虚湿盛，湿郁化热。

【治则】健脾利湿，清热解郁。

【方药及用法用量】黄芩 10g，栀子 10g，炮姜 10g，陈皮 10g，木香 15g，荆芥 12g，防风 10g，白芷 12g，辛夷 (包煎) 6g，炒酸枣仁 30g，生薏苡仁 30g，猪苓 30g，冬瓜皮 30g，车前子 (包煎) 20g，桂枝 12g，细辛 2g，生地黄 10g，地骨皮 12g，牡丹皮 20g，生黄芪 40g，薄荷 (后下) 10g，蝉蜕 10g。7 剂，水煎服，每日 2 次，饭后服用。

同时嘱患者注意：①忌用辛辣刺激食物，如羊肉等，少服用枸杞子、六味地黄类药物，少饮酒；②多食用冬瓜、薏苡仁、赤小豆和容易消化的食物，但不可过饱，这些食物可祛湿，促进身体恢复；③口渴时，少量饮水。

经用药 1 周，患者怕冷、怕热的症状减轻，口干、目干、鼻干稍缓解，但并未痊愈，故在此基础上改方药为：黄芩 10g，栀子 10g，炮姜 15g，陈皮 15g，木香 15g，荆芥 12g，防风 12g，白芷 12g，辛夷 (包煎) 8g，炒酸枣仁 30g，生薏苡仁 30g，猪苓 30g，冬瓜皮 30g，车前子 (包煎) 30g，桂枝 15g，细辛 3g，生地黄 10g，地骨皮 12g，牡丹皮 30g，生黄芪 40g，薄荷 (后下) 10g，蝉蜕 15g。7～14 剂，水煎服，每日 2 次，饭后服用。

患者连续服药 2 个月，症状好转，自觉身体有力而停药。

【诊治思路】人是一个整体，当体内的物质太过或不足，就会影响机体的平衡，产生相应的证候。最容易影响人体的是寒热、燥湿及表里通道。自然界的寒热、燥湿首先侵袭体表的皮肤，所以其证候最先表现出来。

机体表里通道，也随人体内外的寒热、燥湿变化而变化。如体内发热，可由于外感热，也可由于内积热。机体为维持内外平衡，就可在表里通道上进行调整，如高热可由里向表散热。在调整的过程中，当体内高热外传到皮肤，皮肤汗孔未开放，就会感到皮肤寒冷，这种表寒里热的现象，中医学称为"寒包火"。只要用解表药使机表的汗孔开放，体内的高热排出，表里通道达到平衡状态，疾病就会好转。

此病例属湿热证，湿性属寒，寒湿袭身，故而怕冷，属于表寒；湿胜弥漫全身肌肤，弥漫脏腑、器官、组织，阻挡了内热的散发，故而怕热，也可称为"寒包火"。

口干唇燥，目干多泪，鼻干刺激后多涕，是由于体内湿胜，津液过多。而在表的鼻、口唇、皮肤受到外界环境的影响，特别是风、热等，使黏膜的水分蒸发，而体内湿邪重，因此外干而内湿。故而口干不思饮水，饮水多而腹胀满。目干而多泪水，鼻干受到刺激后多涕，都说明表干而里湿重。在表的鼻、眼、口唇、皮肤少部分水分蒸发，但不影响整体大局。声音嘶哑，说明湿邪偏盛时也可波及声带，造成声带水肿，严重时可造成失声。

患者虽口、眼、鼻、喉干燥，失去了体表的少量水分，但体内仍以湿盛为主，我们在治疗时仍以健脾利湿、清热解郁为首务。

故给予荆芥、防风、白芷、薄荷改善汗道通道，解表散湿；以生薏苡仁、猪苓、冬瓜皮、车前子，改善泌尿通道，以利水祛湿，减少体内多余的湿邪；以黄芩、栀子清除郁热，燥湿祛湿；以桂枝、细辛既解除表寒又祛除表湿；以生地黄、地骨皮、牡丹皮清热凉血解除体表郁热。因此，患者很快达到了机体的表里平衡，恢复了健康。

病例二十 麻木、抽筋

【病史经过】徐某，男，65岁。主诉下肢麻木，抽筋2～3年。患者平时怕冷，每到冬天易蜷卧懒动，食凉物易腹泻。双下肢冰凉，尤以夜间甚。虽盖厚被，长时间才能暖过来。下肢时有抽筋，抽时疼痛难忍，双手按摩取暖才能缓解。曾求医数次，时有好转，但容易复发。苔白腻，脉弦细。

【辨证】寒湿下注发为痛痹。

【治则】通络，散寒除痹。

【方药及用法用量】炮姜10g，陈皮15g，木香15g，荆芥12g，防风10g，桂枝10g，细辛3g，制附片（先煎）6g，防己10g，牛膝10g，独活30g，威灵仙20g，生薏苡仁30g，车前子（包煎）30g，肉桂6g。7剂，水煎服，每日2次。

用药1周，患者怕冷减轻，转筋肢麻缓解，但遇冷时仍感不适或抽筋。在上方基础上改方药为：炮姜10g，陈皮10g，木香10g，荆芥12g，防风10g，桂枝10g，细辛3g，制附片（先煎）

8g，防己 10g，牛膝 10g，独活 30g，威灵仙 20g，生薏苡仁 30g，车前子 (包煎)30g，肉桂 8g，生黄芪 40g。

服药后，患者自觉缓和，先后 6 周好转，带方随时服用。

【诊治思路】患者年老阳衰，动脉硬化，血管狭窄，机体气血流通不畅。本病例表里皆寒，每到冬日易蜷卧，懒动，胃脘怕凉，双下肢冰冷，以夜为甚，时有抽筋。《灵枢·口问》曰："寒气客于皮肤，阴气盛，阳气虚，故为振寒寒栗。"《素问·痹论》："痛者寒气多也，有寒故痛也。"

蜷卧，懒动，饮凉而胃肠濡泄，按摩久才能恢复，说明患者除寒外仍有湿邪存在。《素问·六元正纪大论》曰："湿胜则濡泄，甚则水闭胕肿。"《素问·痹论》："湿气胜者为着痹也。"用药时，着重祛寒除湿。

制附片、桂枝、细辛、肉桂、炮姜温阳祛寒；荆芥、防风、独活、威灵仙、防己、牛膝开通汗道以解表通络，温经散寒；木香、陈皮以理气除胀，改善胃肠气滞；黄芪扶正祛邪；生薏苡仁、车前子开通泌尿通道，利湿祛水。

再根据其他证候对症加减。上肢痛，加桂枝、细辛、葛根；下肢痛，加牛膝、独活、威灵仙；腰痛，加桑寄生、川续断、狗脊。湿痛，加冬瓜皮、苍术、厚朴、泽泻、滑石；热盛，加黄芩、黄柏、栀子、金银花、生地黄、石膏。

病例二十一　足跟痛

【病史经过】李某，男，56 岁。足跟痛 2 月余，每次疼痛多在起床时发生，足落地时疼痛明显加重，呈爆炸性，疼痛难忍。自觉足底增厚，似踩棉花感。稍活动或稍走几步路则疼痛减轻，似踩棉花感也消失。患者平时有疲劳感，腰背酸胀，活动或休息后减轻。此次患者感到足跟疼痛剧烈，舌体大，苔厚腻，脉弦滑。

【辨证】湿邪下注，血瘀阻滞。

【治则】除湿散瘀，疏通经脉。

【方药及用法用量】黄芩 10g，炒栀子 10g，陈皮 15g，木香 15g，荆芥 10g，防风 10g，生薏苡仁 30g，泽泻 30g，车前子(包煎) 30g，冬瓜皮 30g，川芎 10g，羌活 15g，川续断 20g，生黄芪 40g，苍术 10g。

患者连续用药 4 周，诸证逐渐减轻，好转。

【诊治思路】患者足跟疼痛难忍，每次疼痛多在足着地时，同时足底似有增厚感，似踩棉花感，经活动后减轻，再加上患者平时常有机体酸胀、疲劳感，均说明有湿邪浸淫、下注。

人在睡眠时，头颈、胸腹、四肢在同一条平行线上，而体内的湿也在同一水平线上。所以，头颈、胸腹、四肢感觉不到湿邪的存在，无不适感觉。当睡醒后，人体由平卧位变为站立位，体内的湿邪转移到下肢，特别是足跟部水湿突然增加，再加上体重，使本来就充血的足部血管激增，血液一时散不开则产生爆痛。由于足底湿邪重，所以感到足底增厚似踩棉花感，稍事活动后足底充血、水肿逐渐散开，足底、足跟疼痛减轻好转。

另外，由于湿邪在体内堆积，体内血液循环不畅，废物刺激机体肌肉、组织，产生疲劳、酸懒、胀麻。待体内湿邪祛除，血液循环恢复，症状自然好转。

治湿，是用药物帮助机体祛除体内水湿，使机体恢复平衡。常用药：茯苓、猪苓、泽泻、车前子开通肾、膀胱通道，排出体内多余的湿邪；荆芥、防风、羌活、续断开通汗道通道，以汗的形式祛除体内的湿邪；黄芩、炒栀子燥湿清热，排出体内多余的湿邪；川芎通过活血使体内湿邪散开，排出湿邪。

血瘀明显者，加丹参、乳香、没药以帮助活血止痛。阳虚者，加附子、桂枝以温阳散寒通脉。气虚者，加黄芪、白术以益气固表。痒甚者，加地肤子、蛇床子以燥湿止痒。大便干结者，加大黄、火麻仁以泻下通便理气。红肿明显者，加黄连、黄柏以清热燥湿。溃烂明显者，加王不留行、当归以养血活血。

病例二十二　晚期癌症 3 例

病案 1

【病史经过】丁某，男，59 岁。患乙肝 40 年、肝硬化 10 年、肝癌 1 年。口苦口黏，急躁易怒，困倦乏力，腹胀纳差，口干不喜饮，时有饥饿感，但必先饮水，才能进食流质。食后腹胀，肝区闷痛，服止痛药才能缓解，睡眠佳，但多梦，全身消瘦，面黄如橘，弱不禁风，目大无神，步履摇晃。患者于 2016 年 9 月初次就诊，诊断为肝癌晚期，阴虚内热型。

【方药及用法用量】胡黄连 6g，知母 15g，青蒿 10g，银柴胡 10g，地骨皮 10g，秦艽 10g，玄参 15g，牡丹皮 10g，生黄芪 80g，柴胡 10g，莱菔子 12g，大腹皮 15g，焦山楂 15g，炒麦芽 20g，菊花 15g，荆芥 10g，白蒺藜 10g，生薏苡仁 20g，泽泻 15g，旋覆花 (包煎) 10g，半枝莲 15g，白花蛇舌草 20g，生地黄 20g。

用药 7 天，患者诸证减轻，特别是肝区疼痛明显缓解，自觉乏力减轻。患者信心十足，要求继续治疗。

在原方基础上改方为：胡黄连 10g，青蒿 12g，银柴胡 12g，地骨皮 15g，秦艽 15g，知母 30g，玄参 30g，牡丹皮 30，生黄芪 120g，柴胡 10g，莱菔子 15g，大腹皮 15g，焦麦芽 30g，焦神曲 20g，焦山楂 30g，荆芥 12g，菊花 10g，白蒺藜 15g，生薏苡仁 10g，泽泻 10g，旋覆花 (包煎) 10g，半枝莲 15g，白花蛇舌草 30g，生地黄 30g，石斛 30g。

用药 2 周后，患者自觉证候加重，体沉。经查，养阴药量稍大，利水药不足，故在原方基础上改为：生薏苡仁 30g，泽泻 30g，生地黄 20g，石斛 10g。

患者继续用药后，体沉减轻，身舒力增，继续服药 3～4 个月。

病案 2

【病史经过】杨某，男，67 岁。确诊肝癌 5 个月。全身水肿，以腹大腿肿为甚，食少腹满，不思饮食，腹胀矢气，胃怕凉，便溏稀，每日 5～6 次，似大便不尽，全身困倦怕冷，视物模糊，目干多泪，胆怯易惊，夜寐多梦，阴囊潮湿，手足不温，诊断为肝癌晚期，脾虚湿困。

【方药及用法用量】黄芩 10g，炒栀子 10g，泽泻 30g，车前草 30g，白术 12g，茯苓 20g，炮姜 10g，砂仁 (后下) 10，陈皮 15g，荆芥 10g，防风 10g，白芷 12g，石菖蒲 15g，桂枝 10g，细辛 3g，生薏苡仁 30g，冬瓜皮 30g，柴胡 10g，大腹皮 12g，芡实 10g，白果 10g，藿香 (后下) 10g，佩兰 (后下) 10g，生黄芪

100g, 炒酸枣仁 30g。

用药 7 剂, 患者身轻, 部分证候好转; 继续用药 2～3 个月, 患者多数证候好转, 但腹水、腿肿消失较慢, 考虑与癌肿压迫肝门静脉有关。

病案 3

【病史经过】张某, 男, 58 岁。肝癌术后恢复期。患者急躁易怒, 口苦咽干, 不思饮水, 头痛如裹, 易疲乏无力, 失眠多梦, 畏寒, 手足麻木, 夜间手足心热, 腿稍肿, 活动即消, 便秘难下, 舌苔白腻, 脉弦滑。

【方药及用法用量】龙胆 6g, 黄芩 10g, 栀子 10g, 泽泻 30g, 车前草 30g, 枳实 10g, 火麻仁 30g, 莱菔子 12g, 陈皮 15g, 荆芥 12g, 白芷 12g, 石菖蒲 20g, 川芎 10g, 桂枝 10g, 细辛 3g, 生薏苡仁 20g, 冬瓜皮 15g, 生地黄 10g, 地骨皮 12g, 青蒿 12g, 苍术 10g, 生黄芪 80g, 炒酸枣仁 30g, 生龙齿（先煎）30g。

服药 7 剂, 患者上述诸证减轻, 但仍感全身不适, 无加重证候, 继续原方治疗。

【诊治思路】3 例肝癌患者临床证候不同, 原因在于癌肿所在肝内位置不同, 且与肝功能有关。

肝是人体内最主要的消化器官, 它不但帮助胃肠消化水谷之气, 而且还要把水谷之气中的蛋白质、脂肪、糖类转化成自身的营养物质。当肝脏受损后, 肝细胞萎缩、坏死, 摄入的蛋白质、脂肪、糖类就不能转化成营养物质, 也不能建设机体自身, 身体自然消瘦、疲乏无力等, 病案 1 即如此, 乙肝长期损伤肝细胞40年，肝硬化10年，肝细胞本身已失去了消化能力，最后演变成肝癌，病情加重，津液亏损，形成阴虚火旺证候。

肝脏有一个特殊的结构，叫肝门脉系统。肝门静脉系统就好像一棵大树。大树的根部就是门静脉，门静脉是收纳消化管（食管、胃、小肠、大肠、肠系膜）、胰、脾和胆囊运送来的大量营养物质和一些有毒物质的血液。经树干（肝门）入肝内，入肝后大树分成两个树杈，左树杈形成左肝静脉系统，右树杈形成右肝静脉系统。分布肝内和肝细胞接触，经过一系列化学变化，营养物质被肝细胞吸收、贮藏，有毒物质进行解毒，变成自身营养物质（自身蛋白质、脂肪、糖类）。代谢废物随血排入肝血窦，汇合成肝静脉，流入下腔静脉，进入心脏。

病案1由于长期乙肝损伤，肝细胞坏死，不能把大量营养物质转化为自身营养，导致消瘦、体弱。但案例1肝癌的肿块位置不影响肝门静脉系统，所以腹水、腿肿不明显，而伤津脱液为主要临床表现。病案2由于既往无乙肝、肝硬化史，无肝细胞损伤过程，只是在检查时发现肝癌肿块，而且又近肝静脉系统，影响肝门静脉系统循环，肝门静脉受阻，血液淤积在胃、肠、胰、脾、腹壁，水液渗入腹腔形成腹水，出现腹胀、便溏、腹大如鼓等证候。由于腹水日久，压迫下肢静脉，血液回流受阻，所以下肢明显水肿。这种水肿先有腹部水肿，后有下肢水肿，称为先腹后肢水肿证候。病案3为癌肿病变，介于肝边缘和肝门静脉之间，水肿不甚严重。这就是中医学所说"同病异治"的根源和依据。

中医治病重在辨证论治。辨证就是辨清证候，对症治疗，即"寒者热之""热者寒之""实者泻之""虚者补之"之大法。

病案 1 以阴虚内热为主证，其治疗重在养阴清内热，以知母、玄参、生地黄、石斛养阴增液，以胡黄连、青蒿、银柴胡、地骨皮凉血除骨蒸潮热。病案 2 以水湿痰饮为主证，其治疗重在祛湿清热，以黄芩、栀子燥湿清热解毒，以泽泻、车前草、生薏苡仁、冬瓜皮、茯苓、白术利水消肿，以荆芥、防风、白芷、桂枝、细辛、藿香、佩兰解表散湿。病案 3 除用祛湿清热法外，患者怕冷又怕热，所以给予桂枝、细辛解表温阳，生地黄、地骨皮、青蒿凉血除蒸治内热。经重点用药后，3 例都得到了满意效果。

第四章
对中医学术的认识

第一节 对诊脉的认识

一、心脏的结构

心脏分为四腔，即左心房、左心室、右心房、右心室，共同完成血液在人体内的循环，把营养物质输送至全身细胞、组织和器官。同时，把全身代谢形成的废物和二氧化碳，通过循环排出体外。其过程是：左心房接收由肺静脉输送的血液（含营养物质和氧气），通过左房室瓣，从左心房流入左心室，左心室收缩将血液从左心室射入主动脉，再经中动脉、小动脉、微动脉把营养提供给细胞、组织、器官、脏腑所利用。同时，把细胞、组织、器官、脏腑代谢形成的废物和二氧化碳收集起来，通过小静脉、中静脉、上腔静脉（收集头面的浊血）、下腔静脉（收集四肢、腹腔、脏器浊血）汇总成为腔静脉，流入右心房，经三尖瓣到右心室，然后射入肺动脉，在肺内进行气体交换。空气中的氧气进入肺，再进入血液。静脉中的二氧化碳由肺排出体外，完成了一次体内大循环。人体内时时刻刻在进行着大循环，吐故纳新，保持体内新陈代谢平衡，维持人体健康。

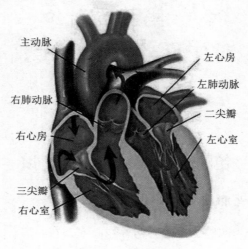

主动脉

右肺动脉

右心房

三尖瓣

右心室

左心房

左肺动脉

二尖瓣

左心室

图 4-1　心脏结构

二、脉起源于心脏

心脏从左心室射出的血液压力很大，心脏收缩使动脉血管扩张（中医学称脉起），心脏舒张，动脉血管收缩（中医学称脉落）。这就是西医的脉搏，中医的脉象。脉搏传至上肢桡动脉（腕部），即中医的寸、关、尺脉象；脉搏传至颈部的颈动脉，即中医的颈动脉脉象；脉搏传至头部颞动脉，即中医的颞动脉脉象；脉搏传至足背动脉，即中医的足背动脉脉象：这就是中医脉象的形成。人体的静脉脉管弹性小，手触摸不到，所以静脉不称为脉象。

1.脉象　脉象是左心室收缩和舒张的快、慢、强、弱的反应。正常人的脉象节率整齐，搏动平和。脉率是脉搏的起落次数。脉率可因性别、年龄而异。正常人在安静状态下，频率为每分钟 60～100 次，多数为每分钟 65～85 次。女性较男性稍

106

快，儿童亦较快，初生婴儿可达每分钟 140 次，老年人较慢。活动、就餐、精神兴奋时增快。

2. 脉率　成人脉率超过每分钟 100 次，西医学称之为心动过速，中医学为数脉类脉象，即数脉、疾脉、促脉。多见于热证、痛证、惊证、阳热亢盛、瘀滞、痰食停积、阳极阴竭等。若脉率少于每分钟 60 次，西医学称之为心动过缓，为中医学迟脉类脉象，即迟脉、缓脉、涩脉、结脉，多见于中医学的寒证、湿证、脾虚精少、气滞、血瘀、阴盛气结等。

3. 脉搏　正常人吸气时脉搏增快，呼气时减慢，称为窦性心律失常，属生理现象。若脉搏快慢不一或有间歇，则称为脉搏失常，常见于期前收缩等，即中医学的结、代脉；若同时有强弱不一或脉搏短绌（脉率少于心率），则称为脉搏绝对失常，西医学称为心房颤动，简称房颤，即中医学的不均匀类脉象，如结脉、代脉、促脉、散脉、涩脉。此类属中医学的危证、热证、寒证、瘀血、阴盛气结等证候。

通过脉搏的强弱和大小，可以判断动脉的充盈度和周围血管阻力，也就是心搏血量和脉压力大小有关。正常脉搏强弱适中，中医学称为正常脉象。若脉搏力量增加，周围血管阻力较小时，脉搏强而大，为中医学实脉类脉象，即洪脉、实脉、滑脉、弦脉、紧脉，多见于热盛、实证、痰证、食积、实热、肝胆病、诸痛、寒证、高热、甲状腺功能亢进症、主动脉瓣关闭不全等。反之，脉搏弱小，见于心功能不全、瓣膜狭窄，为中医学虚脉类脉象，即细脉、微脉、短脉脉象，多见于气血两亏、诸虚劳损、阴阳气血甚、阳气暴脱、风证、痛证等。

4. 脉管　正常人的动脉管壁光滑、柔软、有弹性。手指按压桡动脉（寸、关、尺）使血流阻断，则远端动脉管壁的搏动不能触及。若能触及，提示动脉硬化。明显的动脉硬化脉壁变硬，弹性消失，呈迂曲条索状，表示动脉弹性消失。中医学常见于实脉类脉象，即实脉、滑脉、弦脉、紧脉，多见于实证、寒证、痛证、痰湿、热证等。

以上就是中医学所说"心主血脉"的生理、病理的脉象表现。

三、脉的诊断

脉象仅反映左心室部分生理、病理表现，而不能代表心脏的全貌。还有些心脏疾病不能从脉象反映出来，即使有所表现，其严重程度也难分辨，需四诊合参才能知晓。如窦性心律、异位房性心律、交界性心律，共同点是都要通过房室结才能传到心室，然后通过左心室射血至主动脉，才能表现在脉象，故无法分辨。还有左束支阻滞、右束支阻滞，虽然在理论上能够分清，但由于阻滞时间太短暂，在脉象上难以辨别。

室性期前收缩分为功能性和器质性，在脉象上都表现为期前收缩，都属于中医学的结、代脉，但严重程度不一样。功能性期前收缩在休息时表现严重，活动时缓解或完全消失，临床上危险性小；而器质性期前收缩休息时不明显，越活动期前收缩越明显，心脏缺血越严重，危险性越大。有的器质性期前收缩，在发现第一个、第二个后，很容易形成第二个、第三个器质性期前收缩，就可能引起室颤甚至死亡。

也有的心肌炎后遗症能引起多源性期前收缩，虽然乱且多，从脉象看结、代脉象很严重，但不一定会出现大问题。例如我在20世纪70年代有一位患者为器质性期前收缩，表现为结代脉，当时我认为病情很严重，但患者照常活动。患者现在已经 70 多岁，脉象依旧很乱，结、代脉很多，按中医讲为危证，非死不可。由此可见，不能全靠脉象判断病情。

有的医生"双手搭脉"，也有的医生诊脉后能说出患者 10 年、20 年前所患疾病。我不赞成这种做法。脉象应合、四诊合参才能辨证辨病，才能诊断精深。如果把心电图和心导管作为脉象触诊的延伸表现，那么诊断会更加全面。

第二节　对中西医的认识

中医已有几千年的历史，而西医只有几百年。几千年前，中医通过对疾病的观察和临床实践，创造了独特的理论体系。在这个理论体系的指导下，中医为人类健康建立了不可磨灭的功勋。而西医在几百年的时间里，通过对人体解剖学的研究和医学实践，也创造出了一套完整的理论体系，也为人类的健康和发展做出了巨大贡献。

我认为中西医是一家，都是为人类健康服务。但由于中西医的发展年代不同，彼此缺乏了解，才产生分歧，甚至相互攻击。

（一）采集病史一致

中医采集病史的方法是望、闻、问、切；西医采集病史是问、触、望、叩、听。两医采集病史都有问诊和望诊，且内容大致相同。闻诊、触诊、听诊方法，两医都是用嗅觉（气味）、听觉（声音）和触觉（手摸、叩击）来获取检查资料，分析病情，诊断疾病，方法、内容大致相同。

（二）脉诊和心脏分不开，诊病也基本一致

中医的切诊，即诊脉。脉象来源于心脏。心脏搏动，排出心血，血液传至脉管（动脉），脉管搏动，使动脉扩张、收缩，传至机体各个部位，形成脉象。根据脉管的收缩强弱、起落，形成中医的脉象。如动脉搏动传至上肢腕部，形成寸、关、尺脉象。传至足背动脉，形成足背脉脉象。

由此可知，脉象和心脏搏动有关。当心脏发生病理反应时，脉象也会发生相应的改变。如心律失常或期前收缩，表现为中医的结脉、代脉。正常心脏的心率是每分钟 60～100 次。当心率超过每分钟 100 次，称为心动过速，即中医的疾脉、数脉。当心率低于每分钟 60 次，称为心动过缓，即中医的迟脉、缓脉。这就说明脉与心脏是相关的。心脏反映全身而脉象也反映全身表现，它们是分不开的。

（三）疾病诊断方法一致

中医"太过"和"不足"的理论，也与西医的疾病诊治理论相通。

津液（血容量）"太过"或津液（血容量）"太少"是中医的"太过"或"不足"诊治理论。津液太多形成中医的痰湿、水肿、湿盛。津液太少（不足）形成中医的阴虚或阴虚内热。西医的诊治也和中医的"太过""不足"一样。如西医的检查结果低于或高于正常范围，就是中医的"太过"或"不足"。如血糖正常范围是 3.9～6.1mmol/L。当血糖超过 6.1mmol/L，就是中医的"太过"，称消渴病，西医称为糖尿病。当血糖低于 3.9mmol/L，就是中医的"不足"，西医称为低血糖。再如，血压正常范围是收缩压 90～139mmHg、舒张压 60～90mmHg。当收缩压高于 140mmHg 或舒张压高于 90mmHg 是中医的"太过"，即西医的高血压。当血压低于 90/60mmHg，就是中医的"不足"，西医的低血压。

所以，在诊治疾病的标准上，中医的"太过"或"不足"也是西医的诊治标准，只是称呼不同而已。

（四）针灸、埋线、针刀和西医的手术是一样的

中医疗法有针灸、按摩、埋线、拔火罐、针刀等，而西医有现代化的检查仪器和治疗手段。我认为，西医的检查是中医望诊的延伸。中医用眼望诊，可以观察排泄物的色泽，如尿黄是有火，尿红说明尿中有血。西医借助显微镜等手段可以看到尿中有红细胞、蛋白质、乳糜等，恰好是中医的血尿、尿浊。西医的超声波、CT、磁共振检查都是借助现代化仪器发现体内深处的病变，也就是中医望诊的延伸。

借助仪器延伸检查，不但可以尽早发现疾病，而且可以早治疗，减少患者痛苦，延长患者寿命。如借助超声、CT、磁共振检查可以诊断无证候的肿瘤、癌症早期，尽早进行手术治疗。

中医的针刀、埋线、针灸和西医的手术治疗道理是一致的。针灸、针刀、埋线治疗都需要刺破皮肤、肌肉、组织，找到机体深部病变，用针刺减轻疼痛，针刀切除病变。而西医的手术也是切开皮肤、组织，找到病变，切除疾病。它们的共同点是都需要破皮、切开组织、切除病变。所以，西医的手术和中医的针灸、针刀、埋线的道理是一致的。不同之处在于手术范围大些，而针灸、针刀、埋线的范围小些，其机制是一样的。

在没有解剖学的远古时代，中医通过临床实践创造了很多

诊治疾病的理论，为人类发展、生存发挥了巨大作用，其中很多理论可沿用至今。所以，我们要吸收古代医学精华，相互了解，取长补短，为人类健康做出更大贡献。

第三节 对经络的认识

几千年以前，在还没有解剖学的情况下，中医就已创立"经络学"，这在当时的社会是相当进步的。可是在今天，尤其是解剖学传入中国后，经络学在解释人体的生理、病理以及诊治疾病方面，就显得有点力不从心。所以，我们要想学好经络学，必须结合现代神经学说，才能把人体的正常生理、病理解释得更透彻、更准确，以利于诊治疾病。

经络，分经和络两部分。在经脉学中，又分十二正经、奇经八脉和经别。经脉是经络学的主体，在人体内是纵行的，与中医脏腑有直接联系，是保证人体气血运行的主要通道。奇经八脉有加强十二经脉的联系和调节气血的作用。十二经别是十二经脉别出的，有一定循环特点的另一类正经，它是十二正经的最大分支，起于四肢、肘、膝关节以上部位，具有加强十二正经表里联系和补充十二经脉的循行作用。络脉是十二经脉的小分支，它又分别络、浮络和孙络，有帮助十二经脉阴阳两经的表里联系和渗灌气血的作用。经络学中的十二经筋、十二皮部。经筋是十二经脉之气，结、聚、散、络于筋肉、关节部分。十二皮部是全身皮肤分为十二个部分，由十二经脉分别管理的部位（图4-2）。而西医学的神经系统是由脑髓、脊髓及与脑髓和脊髓相连的脑神经、脊神经和神经等组成。根据部位，颅骨内的脑髓和椎管内的脊髓组成中枢神经。中枢神经的

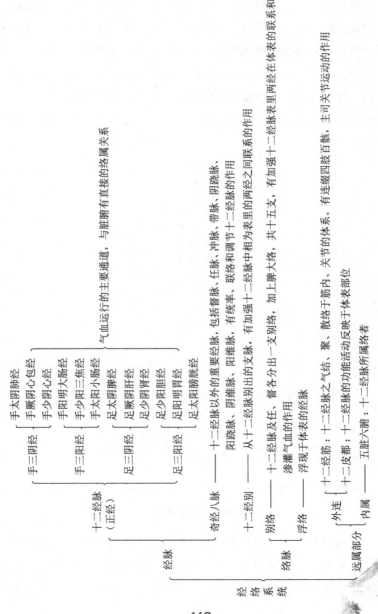

图4-2 经络系统

脑髓又发出十二对脑神经和脊髓发出的 31 对脊神经，组成机体周围神经（图 4–3）。因为神经系统是一个完整的整体，各种神经是相互联系和相互制约、不可分割的组成部分。特别是大脑皮质，它是管理全身各个系统、器官、组织间的功能活动和协调，保持机体与外界环境的平衡，也是人类智慧的中心，身体任何部位出现问题，都要经大脑分析、综合、支配人体的修复能力。

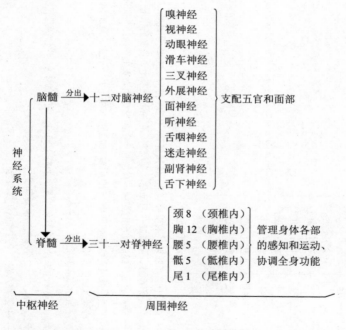

图 4–3　神经系统

大脑又分出十二对脑神经，即嗅神经、视神经、动眼神经、滑车神经、三叉神经、外展神经、面部神经、听神经、舌咽神经、迷走神经、副肾神经、舌下神经。这十二对神经主要负责管理、调节和支配五官、七窍的感知、运动协调。脊髓又分出 31 对脊神经。脊神经中有 8 个颈节（颈椎）、12 个胸节（胸椎）、5 个腰节（腰椎）、5 个骶节（骶椎）和 1 个尾节（尾椎），这 31 对神经节段把人体分成 31 对管理区域，管理感知和运动功能，协调身体功能，防止不随意运动。在神经系统中，不论是中枢神经还是周围神经，它们在神经交换和连接部分都有神经核、神经突、神经元相连接、相转换神经冲动。

由上可知，神经系统和经络学是相对应的。经脉相当于神经系统的中枢神经，在体内是纵行的，是机体的最重要部分。大脑的十二对脑神经和脊髓的 31 对脊神经（周围神经），相当于络脉部分，在人体内是横行的，网络全身，无处不到，并且把人体分成很多区域进行管理，实现人体感知和运动的支配，神经系统交换神经冲动的神经突、神经元和神经核又相当于经别、别络、经筋、皮部交接部位等。所以，我认为中医的经络和西医学的神经系统是一致的。

经络和神经系统的不同点如下。

1. 中枢神经　大脑、脊髓是人体的中心，是人体感知、反应、运动的总指挥部，人体一切感知、运动，都由脑、脊髓管理、协调和制约，这一点在经络学中尚不明确，也尚无详细记载。

2. 脊髓　脊髓中分两种神经束，即感觉传导束和运动传导束。感觉传导束搜集全身皮肤、肌肉、组织的各种痛觉、触觉、温度觉、位置觉、运动觉、震动觉，以及肌腱、关节等感觉，集中于脊髓，形成感觉传导束，通过脊髓上行传导束传至大脑，经大脑综合分析，确定部位，选择处理方法，然后经下行运动传导束，执行身体的各种运动功能。如小腿上有蚊虫叮咬，则腿上的皮肤感受刺激和疼痛，经过皮肤神经、发出冲动，传到脊髓感觉神经传导束，上行至大脑，大脑经过分析综合判断，传至眼、耳证实，再传至下行运动传导束，通知手臂进行扑打，驱赶蚊虫。这个过程叫神经反射，反射所经过的路线，称为反射弧，即感受器（皮肤）接受刺激（虫咬），将刺激转变为神经冲动（感知传导），传导上行感知传导束，经过中转的神经元、神经核，将冲动传至脑和运动传导束（眼、手的神经），到达效应器（手）。反射的种类很多，诸如深反射、浅反射、内膝反射、病理反射等。

神经系统借助神经元的链锁，传导感觉和运动的路径称为反射弧。传导路线，包括感觉传导路（传入路）和运动传导路（传出路）两大类。

感觉传导路，分深、浅感觉。浅感觉主要是指皮肤感觉、触觉、温度觉；深感觉主要是指肌肉、肌腱、关节和滑膜的位置、运动觉和振动觉。

运动传导路主要负责管理骨骼的随意运动，包括锥体路和锥体外路两部分（下传运动束）。这两种运动传导路（反射弧）都是经过，搜集感觉，经上传至脑，然后下传执行运动功能。反射弧的动作是非常精细、准确的，缺少哪一个环节都不能完成。相比较而言，神经学比经络学分析得更透彻，更有根据。

3. **诊治思路** 经络学诊治疾病的路线是穴位与穴位的直线联系，而神经学诊治疾病是通过神经反射弧的联系和切断而实现的。这种反射弧是皮肤受到刺激（疼痛觉、温度觉、触觉等），产生神经冲动，冲动传至脊髓后角细胞（神经元），后角细胞的神经冲动，经上行感觉传导束至大脑，大脑感知刺激

（痛觉、温度觉、触觉等），经大脑分析综合，传至下行运动传导束，到效应器（眼、耳、手等）执行大脑决定。如果在神经反射弧所经过的任何一个环节被干扰或切断，刺激（痛觉、温度觉、疾病等）就不能上传至大脑，大脑无信号、无反应，人体就不会感受到刺激。或人为的刺激方法（针灸、按摩或者其他治疗等），干扰神经传导路线的任何一个或几个环节传导，大脑也接受不到刺激，也感受不到疾病的疼痛，则疾病也会好转或减轻，这就是神经反射学诊治疾病的道理，虽然不是直线，但如果把反射弧（弯曲的线）拉直，也和经络学的直线相差不多。但神经反射弧要比经络学复杂得多、科学得多。这也是我们学习神经学从而更好地理解经络学的好办法。

4. 举例　20 世纪 90 年代，某位医生在期刊发表文章说："用针灸可以治疗心绞痛，其原理是阻止神经反射弧的传导。因为心绞痛是心脏冠状动脉缺血。由于心肌缺血、缺氧，心肌收缩无力而引起左前胸闷、气憋、心绞痛。"这位医生用针灸刺激胸椎 1～5 神经节脊髓段，心绞痛减轻、好转。其解释是：心肌缺血时，通过感知神经，传入中转神经节（中转站：胸椎的 1～5 脊髓段），然后中转站分别通过上行感觉神经传导束传至大脑，使大脑感知心肌缺血、疼痛。同时，通过中转站把心绞痛传至心脏的相应反射部位（心前区、左胸前、后背），感知心肌缺血。当用针灸刺激胸椎 1～5 节脊髓神经段（中转站），由于针灸刺激扰乱和阻碍了中转站的传导，使心肌缺血的感知信号不能传至大脑，大脑接收不到心肌缺血信号，就不知道心肌缺血和心绞痛。同时，中转站也阻止了向心脏反射的相应部位（前胸、背）的传导，所以，相应部位也没有感觉不适。这就是阻止神经反射弧治疗心绞痛的原理。但这个治疗心绞痛的原理，没有真正改善心肌缺血和缺氧，只是使大脑中枢感知不到心肌缺血、缺氧。真正改善心肌缺血、缺氧的方法还是要扩张血管、提高心肌供氧，只有心肌供氧丰富，心绞痛才能真正缓解。

反射是机体对感受刺激引起的不随意运动的反应，神经活动的基本表现。反射通过反射弧完成，组成如下：感受器（皮肤或器官）→传入神经（感觉）→反射中枢→传出神经（运动）→效应器（肌肉、脉体），受高级中枢控制。

第四节 对中医十纲的认识(中医八纲+燥湿)

中医八纲辨证，指阴阳、表里、寒热、虚实。它是证候的普遍共性，任何疾病都离不开八纲辨证。

一、阴阳

阴阳是疾病辨证的总纲。它包括八纲中的表里、寒热、虚实。我认为燥湿也应该列入八纲中，改为十纲辨证，更为全面。理由是：①燥湿是津液的多少。津液是人体的重要组成部分，津液在人体阴阳平衡或生病（太过或不足）过程中起着决定性作用。②燥湿是津液的变化。津液除了水分，还有很多有机物质（营养、废物和微量元素物质），是产生寒、热的基础。如果没有这些物质，机体内的寒热也不会存在。所以，燥湿也应列入八纲之中，称为十纲。临床上，凡是兴奋、躁动、亢进、明亮，以及热、实、燥都属于阳证；凡是抑制、沉静、衰退、晦暗，以及寒、虚、湿都属于阴证。无论什么事物，都可以分为阴阳两种属性，这两种属性既是对立的，又是统一的。

所以说，世界是物质的整体，世界本身是阴阳二气对立、统一的结果。

人体在阴（寒、湿）阳（热、燥）中生存，既不能太偏阴，又不能太偏阳。人体有自身标准，又有一定的伸缩范围，西医称这个范围为亚健康。当外界（表）或体内（里）超过或不足亚健康范围，机体又不能自我调节，人体就会生病，产生证候。

二、表里

表里是辨疾病的病位深浅，又是代谢通道。

中医认为，疾病在表，病位浅，病情轻，证候易治；疾病在里（机体内脏腑等），病位深，病情重，证候难治。我认为，表里又是人体内（里）外（表）通道，通过表里通道，把体内过多的寒、热、燥、湿排出体外，或阻止外（表）过盛的寒、热、燥、湿进入体内，这是人体自身的防卫技能，也是保持阴阳平衡的调节措施。

人体的表里通道共五条，如下。

1.进入机体的通道，是食物、水、空气通过口、鼻通道进入机体，供机体代谢需要。

2.排出通道有四条。

（1）粪便通过肛肠通道，从体内排出体外。

（2）尿通过肾、膀胱、尿道通道，从体内排出体外。

（3）汗通过汗道通道，把体内多余的汗水排出体外。

（4）空气通过鼻、肺通道，把体内的浊气排出体外。

空气中的氧气通过鼻、肺通道吸入体内供机体利用，体内所产生的二氧化碳（浊气），通过鼻、肺通道呼出体外（中医所说的毒）。只有这五条通道通畅，机体内外的太过或不足的邪、毒，才能顺利排、进，机体才能时时保持阴阳平衡，否则就会产生病理证候或生病。

三、寒热

寒、热是疾病性质的辨证纲领，反映机体温度的偏盛与偏衰。

寒、热大体可分为表寒、表热和里热、里寒。表寒、表热主要是指自然界的六淫邪气侵袭机体。自然界过热，侵犯机体可导致中暑；外界过冷，侵袭机体，可产生冻伤、冻疮；自然界的细菌侵袭机体，在通过呼吸道时，就会形成感染性的疾病，如上呼吸道感染、气管炎、肺炎、胆囊炎、心肌炎等。里寒、里热是由进入机体的食物产生。当进食过多，超过机体需要量，就会产生里热。食物在消耗过程中，热逐渐减少，转化为寒，称为里寒。所以，体内的寒、热是可以相互转化的。

表寒、表热和里寒、里热都可以通过机体的表里通道进、出，相互寻找代谢平衡，以达到表里、寒热、燥湿的平衡，使机体更好地适应环境、维持生存。当自然环境骤变，表里通道障碍（不通畅），机体就会失去平衡，产生病理证候，如冻伤、中暑等。同理，里寒、里热太过或不足，或表里通道障碍，也会产生病理证候，如瘙痒、湿疹、小水疱、硬皮病、红斑病、便秘、泄泻、肺气肿等。这就是机体产生疾病的内、外因。

表 4-1　寒热证候的区别

	寒热	口渴	面色	四肢	神态	痰涕	二便	舌苔	脉象
寒	恶寒发热	不渴	白	冷	蜷卧少动	清稀色白	大便稀溏、小便清长	舌淡苔白润滑	迟或紧

续表

	寒热	口渴	面色	四肢	神态	痰涕	二便	舌苔	脉象
热	恶热喜冷	渴喜冷饮	红赤	热	仰卧躁动	黄稠	大便干结、小便短赤	舌红苔黄而干	数

　　临床上，寒、热不只是证候表现，还是病理表现，尤其是热的病理。只有熟悉热的病理，才能更灵活地判断证候和疾病。古人曰"阳胜则热""热胜则肿""大热不止""热胜则肉腐，肉腐则为脓"，即外邪（细菌、病毒、微生物）侵犯人体后，与机体斗争，机体就会聚积大量的抗邪物质（如白细胞），斗争的结果是机体产生红肿。肿就是死亡的细菌、坏死的组织和湿（津液）形成的，严重时化为脓。从这点分析，肿的本质是津液、是水，红的本质是热、是火，所以，红色小肿块、小红点的本质就是火加水（组织液、坏死组织）组成的。中医称为火、疖、痈，西医称为炎症。中医、西医的区别在于名称，而本质、病理变化是一致的。炎症的特点是红、肿、热、痛。炎性物质通过表里通道进入血液，周游全身各组织、器官形成炎症（中医的热）。如呼吸道的上呼吸道感染、气管炎、肺炎；在胃肠道中的胃炎、肠炎、胆囊炎；汗道通道的红斑、红疹、疖、肿、红肿病、硬皮病等。

　　热和肿是湿热邪的病理变化，不管在身体哪个部位，都可以称为热或者炎症。由于热或炎症，大多数是从鼻、肺、呼吸道进入机体，形成原始病灶，所以西医学称之为上呼吸道感染。原始病灶可随血液循环至全身形成炎症（继发病灶），故称为百病之源。如果没有外邪侵犯机体，机体内的热（或寒）则多来自机体摄入的过量食物或水。

四、燥湿

燥为秋天主气，以水分亏乏、气候干燥为主。特点为"燥盛则干""燥胜则阴虚"。常见证候如口干唇燥，鼻咽干燥，皮肤干燥皲裂、小便短少、大便干结、干咳少痰或痰黏难咯或痰中带血，甚则胸痛喘息。

湿为长夏之气，由水滞留而成。其特点为"湿盛则濡泄，甚则水闭附肿""伤于湿者，下先受之"。常见证候如头痛如裹、四肢沉重、关节酸楚疼痛、胸腹胀闷、纳差、不思饮食、泄泻水肿、小便清长、大便黏滞不爽、尿浊带多、皮肤疹多、斑块溃烂、瘙痒。

自然界的湿多见于水、雨、雪、冰、雾、露、云。而体内的湿多以水气、津液、饮、痰、肿块（痰核）形式出现。自然界的湿不管以什么形式出现，都含有杂质。而人体内的湿中也含有杂质、废物和多余的营养物质。由于这些杂质和废物刺激机体神经，使机体感到各种不适，所以在判断证候时，应先了解湿的病理和多样的变化。

燥湿的变化也和寒热变化一样，也反映在表或在里，称为表湿、表燥或里燥（阴虚）、里湿。如外界环境很热，蒸发皮肤水分，形成表燥，则皮肤干燥。如外环境湿毒太胜，超过机体适应能力，则机体皮肤潮湿，湿毒不能从体内排出，体内湿胜，形成全身水湿的证候。如体内湿、燥太胜，或表里通道不畅通，就会造成表里不平衡，形成很多疾病。如湿排出不畅，在皮肤上就会形成荨麻疹、湿疹、红斑等。如果里燥严重，表里通道不畅，水分不能进入机体，体内就会失水，也会形成内热证，称为阴虚内热。如身热、手足心热、潮湿骨蒸等。

燥湿两种病因对于中西医诊病都很重要。寒热、燥湿不是单纯的证候表现，而且是机体内、外生病的重要原因。再加上寒、热、燥、湿的相互结合，造成了证候在体内的多样性，增加了证候的复杂性，如寒湿结合、湿热结合。

五、虚实

《素问·通平虚实论》曰："邪气盛则实，精气夺则虚。"也就是说，邪气在机体内"超过"需求，为实，如热胜就是实热，湿盛就是湿实；不足机体的需求为虚，如虚热就是阴虚等。由于机体在结构和功能上的不同，代谢速度不一，所以，虚、实在机体内的表现有异，多为虚实夹杂，但总有偏虚或偏实的表现。

实的表现分为两类：外感实证常见壮热、燥渴、狂躁、谵语、声高气粗、腹痛拒按、二便不通、脉实有力，舌苔厚腻；内伤实证多由痰、食、血、气等滞留体内引起的痰涎壅盛、水湿泛滥、食积不化、气滞血瘀等各种表现。一般多在疾病初、中期。

虚的表现：神疲乏力、面容憔悴、气短、自汗、盗汗或五心烦热，或畏寒肢冷、脉虚无力等。一般多见于重症疾病的津液中后期。

总之，八纲中的阴阳为总纲领。燥湿是人的津液证候表现，八纲中加上燥湿更合理。寒、热、燥、湿在人体内的不平衡是产生证候的基本病理基础。病理不同，证候也不一样。所以，在判断疾病时，不管中医还是西医都离不开寒、热、燥、湿及五条表里通道的进、排平衡。寒、热代表温度，燥、湿代表津液或水分，表里代表病位及通道，虚实代表强弱。这十个因素中，有一个或多个不符合机体需求，或影响新陈代谢，就会导致阴阳失衡，产生病理变化，形成病理证候，发生疾病。医生也是根据这十个因素的变化，用药物或者其他方法进行纠正、疏导，这就是辨证的治疗。

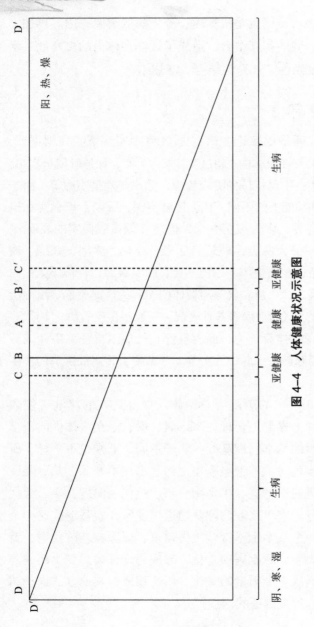

图 4-4 人体健康状况示意图

注：A，为机体表里；B、B′，机体表里；B～B′，机体健康范围（外）；B～B′，机体健康范围；C～B，B′～C′亚健康范围；D～C，C′～D′，生病范围；此范围，寒热、燥湿都超过（太过、实证）或不足（虚证）机体正常范围；B′～A，A～B，为机体的表里通道。

第五节　对中医望诊延伸的认识

中医望诊的延伸，是借助仪器拓宽观察疾病的视野，从而更清楚地了解和诊治疾病。

夜晚，我们用肉眼看天空的星星都是亮晶晶的，很难区分。但借助天文望远镜观察，每颗星星的形状、大小一目了然，甚至肉眼看不到的星星也能看清。天文望远镜扩大了视野，增加了深度，这不就是眼睛望诊的延伸吗？我们中医要利用仪器观察疾病，不就是中医望诊的延伸吗？

中医的望诊是用眼睛观察。看到有蚂蚁喝尿，就猜测尿中有糖，考虑消渴病；看到尿呈红色，尿中有血；尿浑浊，考虑是否为乳糜尿等。如果借助显微镜观察尿，尿中有红细胞、蛋白质，就是血尿、蛋白尿。显微镜就是我们观察尿的仪器，延伸了眼睛观察的能力，就是中医望诊的延伸。

用眼睛看到大便中有脓、有血、有腐烂组织，才能诊断为痢疾。如果借助肠镜观察，就可以看到肠黏膜是否有溃疡、出血、肿块，病变范围的大小、病变部位等。这种观察既直观又准确。

借助膀胱镜，观察膀胱；借助腹腔镜，观察腹腔脏器、腹水颜色、腹腔病变大小；借助心导管，观察心脏结构、起搏部位、心脏传导，在屏幕上就可以把心脏的病变看得一清二楚，更有利于我们诊病、治病。

磁共振技术也是中医望诊延伸的方法，可以将人体各个部位，特别是大脑组织、血管病变，是否有梗死、出血、肿块等观察清楚。这样就帮助患者尽早发现疾病，早期治疗，也扩大了中医望诊的视野。所以，我认为借助仪器延伸中医的望诊，

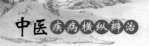

是一个重大的进步。

第六节　对中医的认识

中医是我国的文化精粹，不但是中国医学的宝库，也是世界医学宝库的重要组成部分。在过去的几千年里，中医学为世界人民的健康做出了重要贡献。所以，我们不仅要继承中医学，还要发扬光大。

一、致病原因

中医在几千年前提出的致病原因——"太过"和"不足"以及寒热燥湿学说，是中医的精髓，也同样适用于西医。中医的"太过"，是人体内的物质量超过了人体所需要的物质量。由于体内物质过盛，造成了机体生病，如高血脂、脂肪肝、动脉硬化等。中医的"不足"是人体的物质量，低于人体内所需要的物质量。由于低于体内需要的物质量，机体内的物质不能满足生理活动的需要，就会自身分解，产生能量供机体活动。由于活动消耗了机体本身，造成了机体衰弱而生病。这一理论中医运用了几千年，西医也运用了几百年。如西医的血压高、血压低和血糖高、血糖低等。中医的太过和不足与西医的太高和太低意思相近。

西医的寒、热、燥、湿也和中医一样。如西医的发热是中医的热，西医的低温是中医的寒，西医的脱水类似于中医的燥或阴虚，西医的水肿是中医的湿邪等。这些理论不只是名词上的相似，在实际诊病中也是广泛应用的。"太过""太高"或"不足""太低"，它们都有一组相似的综合征，由此可以确诊一类疾病。所以，西医与中医诊病几乎都是以证候为依据。

二、诊疗方法

几千年前，中医提出的诊法是望、闻、问、切。西医在几百年的发展中，也提出望诊、问诊、触诊、叩诊、听诊等诊病方法。西医的望诊、问诊、触诊、叩诊、听诊又和中医的望、闻、问、切诊法相似，而且内容也一致。很难说，西医没有吸收中医的理论精华或参考中医的理论而发展。在切脉上，按西医学理论，脉象是心脏跳动，血液传入脉管，脉管膨胀和回缩的快、慢、强、弱以及脉率的变化形成脉象。再根据脉象的变化推测体内的病理变化，进而推测出患者的疾病范围、病情轻重。几千年的理论至今仍能应用。西医理论也是按这个过程发展，只是发展得更快。

三、治疗方面

几千年前《景岳全书》提出的治则和治法一直沿用至今。中医在用，西医也在用。如中医湿邪的证候虽多，但本质为湿，治疗以除湿为主，湿除则诸证皆退。西医也如此，如心力衰竭（中医的湿邪）造成的下肢水肿和肺的呼吸困难等基本为痰湿，所以西医应用强心药和利水药则证候减轻。这说明中医的治则和西医的治法都是根据寒热、燥湿、表里判断病情，找出根本再治疗，本消证除病愈。从这些治病的实践中也说明了中医是科学的。

四、对病理的认识

几千年前，中医就认识到了疖、肿、痈、关节炎的病理。《素问·阴阳应象大论》曰："阳盛则热，热盛则肿。大热不止，热盛则肉腐，肉腐则成脓……故名曰痈。"西医认为，红、肿、热、痛是炎症；抽搐、痉厥、精神紧张等是高热到一定程度引起的。这些理论，中医在几千年前就已认识到，如《素问·至真要大论》"诸热皆属于火""诸躁狂越，皆属于火""诸逆冲上，皆属于火"。此外，中医早已明确，怒伤肝、喜伤心、思伤脾等。这些精辟的论述说明中医的宝贵，我们不仅要继承、传承，而且还要发展和应用。

有的中医说"西医的东西我不用"，这种说法欠妥当。随着社会的发展，人们的思想也在不断改变。过去人们得病先去看中医，而现在先去做检查、化验、彩超、CT等，没有大问题才找中医调理，而且，患者一来就拿着化验单。人们谈论疾病的方式也在改变，常说糖尿病、甲亢、带状疱疹，却很少说消渴、瘿病、串腰龙了。这些改变表明了人们的思想倾向。鲁迅先生说过："世上本无路，走的人多了，便成了路。"中医的路不能越走越窄，而应当越走越宽，这样才能发展壮大。现在，我们国家的中医院校增设了很多西医课程，学生毕业后既会中医也会西医，成为中西医结合的全面人才，更好地为患者服务。知识掌握得越多，分析问题才会越透彻，诊病才能更准确有效。

第七节　对脏腑辨证的认识

在临床初期，我对脏腑辨证非常感兴趣，认为这是诊病、治病的法宝。可是用久了，我觉着脏腑辨证达不到预期的目的，而且医生辨证着眼点不同，得出的诊断、治疗标准、疗效也不同。有一次，我们医院一位老中医得了气管炎，发热、咳嗽、痰黄、喘息、呼吸困难。经住院抢救，症状好转，病情平稳。老中医想服用中药，医院为他请了六位专家会诊，各位专家了解了病史和诊疗经过，又看了舌苔、脉象，最后开出了四种类型的方剂。这难坏了主管医生和病房主任，最后只能让患者自己选方。这个例子说明，脏腑辨证虽好，但得出的结论不能统一，没有标准答案。

几千年前，人们通过观察物质变化的规律，用阴阳五行学说把人体五脏六腑分为金、木、水、火、土，根据其相克相生的原理总结归纳出脏腑辨证疗法。这在当时是非常进步和科学的，一直沿用至今。随着社会的进步发展，西医学传入中国，人们开始接触解剖学，明确了正常人体的生理和病理。西医学把人体分为头、胸、腹、四肢、肌肉。头部有颅腔保护大脑，大脑又分出十二对脑神经，管理和支配耳、眼、鼻、喉、口、面。五官的表现是大脑的窗口，是大脑的外在反应归属于大脑的变化，大脑的变化又可以反映到耳、眼、鼻、喉、面。如脑中风除了有头痛、头晕等症状，还会波及五官，如口眼㖞斜、语言不清、面瘫、耳鸣、耳聋等，这是临床常见的表现。而阴阳学说是把人体五官归结为五种属性，即把五官的鼻归属于肺（金）、把眼归属于肝（木）、把耳归属于肾（水）、把舌归属于心（火）、把口归属于脾（土）。如此与正常人体解剖、生理和病理功能不相符合，所以辨证、诊断、治疗也没有统一标准。

这不是古代医学的错，是社会发展、科学进步的结果。所以，我认为中医也应随社会发展，去粗求精，去伪存真，符合实际辨证，才能更准确地诊治疾病。

20世纪60年代，抢救休克患者必须用收缩血管的药物，用扩张血管的药物就是违反原则，要受到处分。可是经苦心钻研，到了80年代，人们发现用收缩血管的药物抢救休克患者是错误的，必须用扩张血管的药物治疗，这不但有理论支撑，而且有大量实践证实。西医敢于推翻自己的理论，创造新的医学理论，所以进步得快。我们中医也应该向西医学习，开创更切合实际的方法，这样中医的生命才会更长久。

第八节　对"审证求因"的认识

审证求因是通过分析疾病的临床表现（证候）和体征，来推断生病的原因，或称辨证求因。

生病的原因分为内因和外因。

外因是指致病物质通过肌表或口鼻侵入机体引起的致病原因。常说的六气是适合人体生存的条件，六气太过或不足就成为六淫邪气，即不适合人体生存而致病，也就是中医学的外感病。外感病主要通过空气中的细菌、病毒或微生物，从口鼻侵入机体，感染咽、喉部而致病，形成上呼吸道的炎症（咽喉炎、扁桃体炎）。外感病的炎症称为原始病灶，可随血液循环到达全身各处，导致相应部位的炎症。这些疾病所表现出来的不同证候，就是审证求因的"证"。从这些证候去寻找不同疾病的原因，就是辨证求因。找出原因，其治则也就一目了然。

内因是进入机体的物质和从体内排出的物质（毒）不相等，也就是阴阳不平衡。人体有自身的标准，所需要的各种物质也有一定标准（范围）。当超过或不足人体的自身标准，人就会生病，产生证候。根据这些证候找出超过或不足标准的原因，也就是审证求因。如超过人体的标准体重，就是肥胖症，肥胖症的证候就是中医的痰湿，即病因。证候的表现是以病因、病理为基础，有基础才产生证候。

疾病的内因可分为功能性和器质性。一般来说，功能性病因造成的疾病容易康复，经治疗可完全恢复。器质性病因经用药后可改善证候，标证好转，但不能根除。有些器质性病变可以通过手术根除，使疾病痊愈。如功能性的心力衰竭，由于心脏收缩无力，引起心悸、胸闷、气短、水肿。我们用加强心肌收缩药和利湿药治疗，则心悸、胸闷、气短、水肿就可好转，心功能可以恢复。而风心病，左房室瓣狭窄是由于瓣膜口粘连，左房室瓣口缩小，引起肺、脑出血，产生心悸、胸闷、气短、喘息，虽用中药能够改善症状，无法改变缩小的左房室瓣口，必须手术治疗才能彻底治愈。在这一点上，中医受到了挑战，所以我们中医不应拒绝学习先进技术。

另外，审证求因是一般的看病规律，不可能一切病症都能治愈。有些疾病在没有证候之前，就已经在体内发生和发展，待出现证候时已到晚期，如肺癌、肝癌。此时，中医治疗只能改善证候，不能根除疾病。所以，中医也需要借助仪器和一些医学手段诊治疾病。常见疾病如结石、动脉硬化的早期也没有证候，待证候出现时已经很严重。任何事物都是运动的、变化的，中医也要随着社会的发展而向前进。

第九节 对"阳胜则热""热胜则肿"的认识

"阳胜则热""热胜则肿""大热不止，热胜则肉腐"，这些是中医诊治疾病的名言，是中医学的精华，也是被实践证明的真理。人生病的原因，一是热，二是水（津液、痰湿）；热和水的结合是红肿（热＋水）。良久发酵则肉腐，肉腐则为脓，故名曰"痈"。这些名言不但为中医所沿用，西医也在用，只是被称为炎症或炎性病变。

我认为，热的形成有三种。第一种是外感热，是由外邪（细菌、病毒、微生物）侵袭机体，外邪与正气相互斗争而产生的热，形成临床上的热（发热）。外邪（细菌、病毒、微生物）和正气（白细胞、津液）互相斗争的物质聚积，以及死亡的细菌和机体细胞，则成为红、肿、斑块、疖、痈、溃疡、肿瘤、癌等。第二种热，我称为内积热（中医的肝火）。这种热，无外邪感染而是在体内形成的。人体的津液、津血同源，含有很多营养物质和代谢废物。这些物质在机体正常时，可随血液运进（机体利用）、运出（排出体外），体内物质保持在正常范围，机体无不适。当机体内的津液太过，津液中的有机物质超出正常范围。过多的物质就会在体内积聚发酵、变质而产生热，称为内积热。内积热的证候是口苦、心烦、急躁易怒，口舌生疮、溃疡或躁狂等。由于它是在体内生成，无外邪参与，为方便与外感热区别，故称为内积热，中医又称肝火。西医称为非感染热，内生热。这种热的本质是红、肿、热、痛，与外感热的红、肿、热、痛是一致的，也表现为"阳胜则热，热胜则肿，大热不止，热胜则肉腐"。第三种热称为内热，也是由体内有机物质产生。它的产热机制是产热和散热不平衡。一种是产热多、散热少形成，一种是产热少、散热多，机体自身物质分解形成。其临床表现是低热、烘热、手足心热、骨蒸潮热，中医学称为阴虚内热。由于人体内津液不足，体内自身分解产生热，称为阴虚内热。这种热在人体津液过多时的湿证中也会产生。主要是由于湿影响散热，体内的热发散不出去造成的。

在生病过程中，人体内主要是这三种热在起作用。我们应该分辨清这三种热的形成机制以及对人体的损伤，这对判断和治疗疾病都是非常重要的（图4-5）。

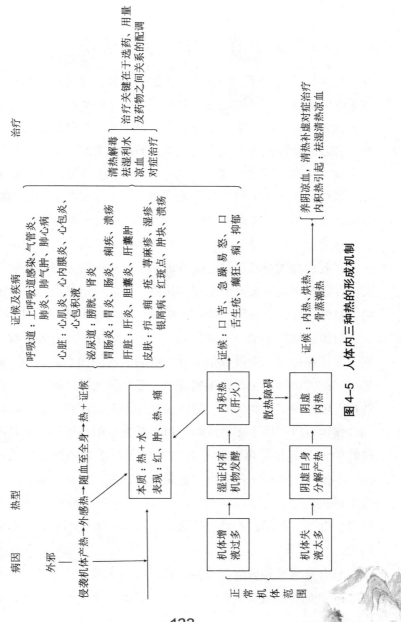

图4-5　人体内三种热的形成机制

133

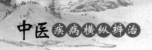

第十节　对开方的认识

　　很多同学实习时，一听病史就想套方剂，又往往套不上、套不好。这种学习精神可嘉，但没弄清开方的依据。我认为，开方就好像在饭店点菜，选择喜欢的饭菜品，吃得舒服又不浪费。套方剂就好比选用饭店已经备好的固定菜品，有的适合顾客口味，有的不适合，甚至浪费。我们开方用药必须对症治疗，既要灵活又要准确，效果才会好。套方就是将证和证候对应固定的方剂，可能既套不准浪费药物，甚至有不良反应。

　　疾病的证候千变万化，同一种疾病可能表现为不同的证和证候，我们必须分辨清楚才能准确用药。如痰湿证患者，病在头部，就有头痛、头晕、头胀、头昏、头蒙、记忆力减退、脑鸣、易惊、害怕、急躁、抑郁、嗜睡、失眠、多梦、多泪、目干、目涩、视物不清、飞蝇幻视、耳鸣、耳堵、耳聋等证候。同一个证和证候，也可以是多种疾病的表现。如手足心热、潮热是阴虚的证候，也是痰湿的证候，还是肺气肿、肺心病、结核病、绝经期、癌症晚期、身体极度虚弱者的证候。也可以证和证候也可以归属于多种疾病。口干喜饮是阴虚证候，也是湿热证的证和证候。再如手足心热兼口干喜饮为阴虚内热的证候；手足心热兼口干不喜饮，就属湿的证候。这在用药上是完全不同的。手足心热兼口干喜饮，应用养阴增液的药物，如沙参、麦冬、石斛；手足心热兼口干不喜饮则应用清热利湿的药物。

　　只有辨清证和证候，才能准确用药，这就是"点菜"的开方之法。如果使用成药方剂，必须依据证和证候进行加减，才能有更理想的疗效。

第十一节　对方剂的认识

人生病有一定的规律，所产生的证和证候也有一定规律；方剂的组成自然也有规律，方与方之间也存在着一定规律，并且也必然有联系性。掌握了方与方之间的联系，不必死记硬背，也能很容易理解方剂的用途。

如祛痰湿的二陈汤，很多方剂都是以它为基础派生出来的。二陈汤由半夏、陈皮、茯苓、甘草组成，以燥湿化痰、理气和中为主要作用，主治痰湿咳嗽证。若在二陈汤的基础上，加行气化痰的枳实和清化热痰的竹茹，就成了温胆汤。温胆汤除了祛痰湿、清胆和胃作用，又增加了理气祛痰热作用，主治胆胃不和，痰热内扰。若在温胆汤基础上，再加燥湿祛顽痰的天南星，成为导痰汤。导痰汤除有燥湿化痰、行气开郁的作用外，尚可治疗一切痰厥证。若在导痰汤基础上，加开窍化痰的石菖蒲，就组成了涤痰汤，增加了涤痰开窍作用，可以治疗一切中风不语、痰迷心窍。若在涤痰汤的基础上，再加息风通络、祛痰的天麻、贝母、全蝎、蜈蚣、僵蚕等，就组成了定痫丸。定痫丸除有祛痰作用外，尚有息风止痉作用，可治疗癫痫诸证（图4-6）。

由此说明，以上方剂都与痰湿有关，痰湿所在部位不同，所产生的证和证候亦不同，用药有区别，方剂的用药也就有不同的变化，方与方之间彼此有一定的用药规律，而不是找证套方。初学医时，多背些方剂，学习古人用药经验也是很有必要的。但真正学好中医，应根据证和证候组方，才是真正的活学

二陈汤
（半夏、陈皮、茯苓、甘草）

+枳实、竹茹（温胆汤）
温胆汤+胆南星（导痰汤）
导痰汤+石菖蒲（涤痰汤）
涤痰汤+天麻、贝母、全蝎、竹沥、远志（定痫丸）
+厚朴、紫苏（半夏厚朴汤）
半夏厚朴汤+藿香、桔梗、白芷、大腹皮、白术（藿香正气散）
+党参、白术（六君子汤）
+香附、砂仁（香砂二陈汤）
+当归、川芎（芎归二陈汤）
+白术、天麻（半夏白术天麻汤）
+神曲、山楂、莱菔子、连翘（保和丸）
+杏仁、前胡、桔梗、紫苏子、枳壳、生姜（杏苏散）
+黄连、栀子、白豆蔻（清中汤）
+人参、紫苏叶、葛根、前胡、桔梗、枳壳、木香（参苏饮）
+人参、黄芪、白芍、羌活、独活、防风、柴胡、白术、黄连（升阳益胃汤）
+六君子汤、附子、肉桂、干姜、五味子（回阳救急汤）
+川芎、香附、枳壳、苍术、青皮、莪术、木香（开郁二陈汤）
+白芷、麻黄、当归、川芎、肉桂、芍药、枳壳、桔梗、苍术、干姜、厚朴（五积散）
+白附子、胆南星 化痰息风
+黄连、黄芩 清热化痰祛湿
+莱菔子、神曲 消食化痰
+香附、枳实 理气、行气化痰
+麻黄、白芥子 宣肌肤化痰

图4-6 二陈汤派生出的方剂

136

活用。

再如四君子汤（人参、白术、茯苓、甘草）和四物汤（当归、熟地黄、白芍、川芎）方剂。四君子汤以益气健脾为主，治疗脾虚气虚证。如在四君子汤基础上，加上理气的陈皮，就组成了异功散。异功散除有益气健脾作用外，又增加了行气化滞功效。若在异功散的基础上，加上燥湿祛痰的半夏，就组成了六君子汤，能治疗脾胃气虚证，兼除痰湿证。若在六君子汤的基础上，增加理气消胀的木香、砂仁，就组成香砂六君子汤，除益气化痰外，又增加了行气和中作用，主治脾胃气虚、痰阻气滞证。

四物汤也是如此，其主要功效是补血和血，主治血虚证。若在四物汤的基础上，加上活血祛痰的桃仁、红花就组成桃红四物汤，又增加了活血化瘀作用，尚有活血抗凝作用，主治妇女经期先期和经期血块。若四君子汤和四物汤相加就组成了八珍汤。八珍汤不但能治气虚证，而且能治血虚证，是气血双补的主要方剂（图4-7、图4-8）。

通过以上方剂的加减和联合，可以说明"有证才有方，方是药组成的"，只有证熟、药精，方才严谨，效才佳良。

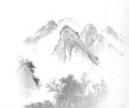

四君子汤
（人参、白术、
茯苓、甘草）
益气健脾

+黄芪、升麻（举元煎）
+薏苡仁、巴戟天（健固汤）
+蛤蚧、杏仁、贝母、桑白皮、知母（人参蛤蚧散）
+酸枣仁、远志、龙眼肉、当归、黄芪（归脾汤）
+木香、黄连、神曲、陈皮、砂仁、麦芽、山楂、羌活、黄芪（健脾丸）
+黄芪、半夏、防风、白芍、陈皮、柴胡、泽泻、黄连（升阳益胃汤）
+陈皮（异功散）
+陈皮、半夏（六君子汤）
+陈皮、半夏、木香、砂仁（香砂六君子汤）
+当归、黄芪、柴胡、升麻（补中益气汤）
+莲子肉、砂仁、薏苡仁、白扁豆、山药（参苓白术散）
+车前子、白芍、荆芥、柴胡、山药（完带汤）
+苍术、山楂、山药、黄连、薏苡仁、芡实、白扁豆、白豆蔻、藿香、莲子肉、麦芽、泽泻（资生丸）

四物汤
（当归、熟地、
黄芪、白芍/川芎）

+人参、黄芪（圣愈汤）
+阿胶、艾叶（胶艾汤）
+山茱萸、川芎（养精种玉汤）
+酸枣仁、木瓜、甘草（补肝汤）
+桃仁、红花（桃红四物汤）
+吴茱萸、麦冬、人参、桂枝、阿胶、牡丹皮、半夏（温经汤）
+延胡索、干姜、小茴香、肉桂、五灵脂、没药、蒲黄（少府逐瘀汤）
+黄芪、何首乌、荆芥、防风、柴胡、枳壳、桔梗、甘草（当归饮子）
+桃仁、红花、枳壳、桔梗、牛膝、柴胡、甘草（血府逐瘀汤）

图4-7 四君子汤和四物汤派生出的方剂

138

八珍汤
（四君子汤＋
四物汤）
- ＋黄芪、肉桂（十全大补丸）
- ＋陈皮、五味子、远志（人参养荣汤）
- ＋山药（滋血汤）
- ＋菟丝子、鹿角霜、杜仲、川椒（毓麟珠）
- ＋黄芪、黄芩、川续断、砂仁（泰山磐石散）

图 4-8　八珍汤派生出的方剂

第十二节　我是怎样看病的

我从医 50 多年，一开始诊病也是照本宣科或套方，走了很多弯路，疗效良莠不齐。经过反复思考和改进，我找到了一些方法供大家参考。

我认为，首先要从证候上找到病因、病理，才能更准确地了解证候。外因（自然界中寒热、燥湿）超过人体的适应能力（太过），或者低于人体的适应能力（不足），则形成外邪；内因的形成是新陈代谢的太过和不足。首先应抓住内外因所导致的证候进行分析。

外因，中医学统称为外感病，也就是西医学的上呼吸道感染，以炎症为主。古代中医有"阳胜则热""热盛则肿""大热不止""热盛则肉腐""肉腐则为脓"的理论。这几句名言说明炎症就是中医的热，是热和水的结合，也即是热（红）＋水（痰、湿）的结合。热聚为红，水聚则肿。

空气中的细菌、病毒、微生物进入呼吸通道，附着在鼻、口腔黏膜或气管内进行繁殖，刺激局部黏膜，形成红、肿、热、痛，造成上呼吸道感染，中医称为外感病。有害物质随着血液循环带入全身各处，在哪个部位停留，就在哪个部位形成病灶，称为这一位置的炎症和疾病。如在鼻腔停留，就称为鼻炎；在咽喉部停留，就称为咽喉炎；在心肌停留，就称为心肌炎；在胆囊停留，就称为胆囊炎；在肾脏停留，就称为肾炎；在脑停留，就称为脑炎。这些炎症就是中医热的局部表现，也即热（红）+ 水（湿、肿），本质是一致的，所以治则也一致，都是热者寒之、湿者除之的方法。

内因主要是指机体代谢得太过和不足。因为每个机体都有自身的标准（体重、体温和各种指标）。当体内物质超过了这个标准，就是"太过"；低于这个标准，就是"不足"。人体是由津液组成的，津液就是水、血（津血同源）。超过标准，就是湿盛；低于标准，就是中医的阴虚。

"太过"是进入体内的物质超过了需要量，过多的物质产生的热，造成内积热（肝火）证候；"不足"就是进入体内的物质低于机体的需要量，体内物质过少，机体为维持生存，就要分解体内的蛋白质、脂肪。在分解时产生低温就是阴虚或阴虚内热的证候，这就是机体内热证候的来源。

由于体内各器官、组织的结构和功能不同，代谢速度不一致，所以，寒热、燥湿的产生错综复杂，证候常夹杂出现，增加了分析的难度。但只要辨清"太过"和"不足"两大证候的表现和舌质、舌苔，以及表里通道障碍，疾病是不难辨证的。其治则也根据寒热、燥湿证候的轻重用药和疏导表里通道。疾病一定会改善或痊愈。我就是根据这个原则辨证和用药的。实践证明，疗效可达 80% 以上。

我一般不用阴阳五行辨证，因为五行学说把五官分成五种属性。我认为，五官的证候应该归属于大脑。从解剖生理上看，五官功能由十二对脑神经管理，十二对脑神经又是大脑的一部分，所以，五官证候应与大脑的表现一致，是大脑的窗口。实践也证明了这一点。如脑中风本来是大脑病变，而往往出现耳、眼、面、喉的证候。如口眼㖞斜、舌强不语、吞咽困难。经治疗，大脑证候好转，耳、眼、鼻、面、喉的证候也随之减轻或好转。这些现象说明五官证候应和大脑联系在一起，统一看待。

证候产生与病理、病因有关，证候的表现与脏腑器官功能有关，同一病理可以引起不同的临床证候（表现）。如湿证患者，在头部表现为头痛、头晕、急躁易怒、嗜睡、失眠、癫狂、抑郁。这是因为大脑有管理神志的功能。当大脑有湿（颅内压增高），正常大脑的神志功能被抑制，而产生诸多神志异常变化。如胃肠，由于湿盛胃肠消化功能受影响，胃肠黏膜充血、水肿，所以产生饥而不食、食则腹胀、饮冷即泄、泄后不净等，这是胃肠黏膜充血水肿的病理引起的。肌肤也一样，由于湿盛肌肤充血水肿，所以肌肉酸沉、僵硬麻木、屈伸不利、关节疼痛、遇冷加重。这些证候的出现都与湿盛有关，只是由于器官功能病理不同而有不同的证候表现。

另外，同一个证候也可以因不同的疾病产生。如头痛、眩晕，可以是高血压或低血压引起的，也可以是气虚、血虚、阴虚、阳虚引起的，所以，我们在分析证候的时候，判断和病因病理联系起来，这样才能更准确地掌握证候、判断疾病。

了解证候的病因病理，其治疗就容易多了。外感的病因是外来的邪毒，病理是炎症（中医的热），炎症起源于咽喉部，并通过血液向其他部位传播，造成相应位置的炎性证候。但不论炎症病灶在哪里，治疗方法都以清热解毒为首要。

体内的热是由多余物质产生的，这种热长时间积聚在某处，也会产生红肿热痛，甚至形成溃疡，如口舌生疮、牙龈无外邪侵犯的红肿热痛，都是内热引起的炎症。由于热的病理本质是热加水形成，所以治疗也是以清热解毒、清热燥湿为原则，只是在选择用药上稍有出入，外感病多以清热解毒药为主，而里热病多以清热燥湿药为主，也可混合用药。所以，从根据证候来源寻找病因病理反而更简明一些。湿证和阴虚也是这个道理。湿盛是水多（湿气），故在治湿证的时候以利水、排汗、燥湿为主。阴虚则以补为主，补时要根据气、血、阴、阳的多寡而选择补大小。所以，我认为根据证候找到病因病理，然后选择药物，改善表里障碍，就可以使疾病迎刃而解。

第十三节　对麻黄的认识

鼻、肺功能正常，呼吸道的管腔通畅，肺的呼（出）气和吸（进）气畅通，人体就没有痰液和咳喘。当外邪侵犯鼻、呼吸通道时，由于正邪斗争，呼吸道产生热和肿。肿热结合，产生炎症（热＋水），呼吸道变窄，吸气和呼气受阻，而产生咳嗽、咳痰、哮喘。

在治疗时，热应清，肿应消，故应该用清热解毒药。如金银花、鱼腥草、连翘等。肿应该用祛湿、祛痰药物，如半夏、前胡、桑白皮、杏仁、桔梗、车前子、冬瓜皮等。热清、痰消，呼吸道的管腔恢复正常，呼吸通畅，则咳嗽、咳痰、哮喘好转。

麻黄一药具有平喘、发汗、利尿作用。发汗是通过开通汗道通道，以汗的形式排出体内的湿邪，呼吸道的肿消退；利尿是通过肾、膀胱通道，以尿的形式排出体内的湿邪，呼吸道的肿消退。喘是由于呼吸道受到刺激后痉挛，管道变窄而造成。麻黄有缓解呼吸道痉挛的作用，用药后痉挛缓解，呼吸道通畅。

热清、肿消、痉解，可见麻黄是治咳喘的良药。

第十四节　对中医养生和长寿的认识

一个大湖有两个口。一个进水口，一个排水口。当进水口流入湖中水量和排水口从湖中流出的水量相等时，则湖中的水是干净的，水中的动植物繁茂。当湖的进水口大，流入湖中的水多，而湖的排水口小，流出的湖水少，则湖中的水越积越多，天长日久，积水就会发霉、变臭，湖中的动植物就会因此而死亡；当湖的进水口小，流入湖中的水少而湖的排水口大，流出的水多，则湖中的水越来越少，天长日久，湖中水减少，变干枯，湖中的动植物也会因水少而死亡。

这是湖进水和排水的道理。人体生病也是这个道理。每天进入（口、胃）体内的食物和从体内排出的（粪、尿、汗、二氧化碳）的废物量相等，则人体内的物质全是新鲜的，对人体内的脏腑、器官、组织、细胞无影响、无损伤，人就不会生病。假若每天进入机体内的物质大于每天从体内排出的废物，则体内每天就会有过多的剩余物质积存，积存的多余物质就会在体内产生毒素，刺激脏腑、器官、组织、细胞产生证候或生病。这种生病的原因就是湿或痰湿。假若每天进入机体内的物质小于每天从体内排出的废物，天长日久，体内津液减少，体内缺水，缺水就会损伤脏腑、器官、组织、细胞产生证候或生病，由于是水少（津液），所以称为阴虚或阴虚火旺。

人体健康与否与新陈代谢有着重要关系，所以在预防疾病方面要注意：管住嘴、迈开腿、渴饮水、心和随。

1. 管住嘴　人生病绝大多数属代谢性疾病。代谢性疾病与饮食关系密切，如长期进食含糖类食物，增加了胰岛素的负担，就会损伤胰岛功能，使胰岛坏死，胰岛素分泌减少，就会形成糖尿病；再如，平时进食脂肪类食物过多，体内油脂过多，积存在血液中，就形成了高脂血症，沉积在血管壁上，就形成了动脉硬化，动脉硬化使管腔狭窄，进而发展为高血压、冠心病、心绞痛、心肌梗死、心律失常、脑出血、脑血栓等；再有就是痛风、肥胖症、甲状腺疾病、发育不良性疾病等，都是因为饮食不节制。所以，我们要注意饮食适量，长此下去方可延年益寿。

2. 迈开腿 迈开腿的意思就是多活动、多锻炼。

多活动、多锻炼，人体器官、组织、细胞代谢快，体内废物的排泄也快。全身少废物或无废物，人体各器官、组织、细胞刺激减少，损伤减少，人也会少生病或不生病。如肾炎、肾衰竭，是体内的尿酸、尿素、尿肌酐（废物）排不出来；废物刺激大脑，就会形成失眠、精神烦躁、躁狂；皮肤颜面因废物潴留而发青、发暗等，都说明体内废物增多而损伤。再就是肝昏迷，是肝损伤产生的废物刺激大脑引起的，医学上称为肝性脑病。肝性脑病日久，脑细胞形成不可逆转，最后死亡。

人体内的代谢废物排不出，也是造成机体生病的重要原因，所以，我们要经常活动、锻炼，这也是迈开腿排出体内废物的真实意义。

3. 渴饮水 人体健康，有一定的标准。当"超过"或"不足"标准，人都会生病。如肥胖症，就是体重超过了标准体重。肥胖症实际上是体内含水量太多，形成各种各样的疾病，如银屑病、荨麻疹、水中毒、腹泻、全身酸懒等。人的口渴与不渴，是由人自身进行调节的。当人口渴想饮水，是由于人体内缺水；当人口渴不想饮水或饮水后腹胀，说明人体内不缺水，不缺水就不要强饮水。人体内的水量是有一定标准的。有人主张每天喝8杯水，这是没有科学根据的，不要迷信这个概念。

成人的标准体重是：[身高（厘米）–100]×0.9＝标准体重（千克），超过标准体重就是"太过"，即体内的水湿太多，就是中医学的湿证；不足标准体重，就是"不足"，即体内缺水，属中医学的燥证或阴虚。所以，渴饮水，不渴就少饮水，这也是防止人体内形成湿证或阴虚的重要原因。

4. 心和随 中医讲："心主血脉，主神志。"

心主血脉：是心具有推动血液在脉管中运行的功能。这种功能是心将进入血液循环的营养运送至全身各器官、组织、细胞，同时又把全身各器官、组织、细胞所产生的废物运送出来，排出体外。这样清除疲劳和废物（毒），使整个机体时时刻刻都处在健康状态。

心主神志：有两项功能。①主管精神活动，使人的意识、思维、情志等精神活动正常；②主宰和协调整个人体的生命活动，使人的器官、组织、细胞功能正常，相互协调平衡，保证全身安泰。所以，心被称为"五脏六腑之大主"。

正是由于心主血脉的运、送，保证了机体阴阳平衡，全身健康；也正是由于心主血脉，使大脑供血正常，人才有正常的思维、意识和情志，适应自然而生存。

当心主血脉、心主神志的功能失常，不管是由于内因还是外因，都可以引起全身不适和情志、思维异常，严重者还可引起暴死，如不少名人都是因为情志，患心肌梗死而死亡。我们在生活中要学会随遇而安，与世无争。只有适应自然，适应社会才能身心健康。浙江杭州灵隐寺内有这样一副对联："人生哪能多如意，万事只求半称心。"这副对联言语朴实，却富有哲理。这种"半称心"的生活和知足常乐、随遇而安的心态，才是真正健康的生活理想。

第十五节　诊断与治疗认识

中医诊病是依靠证候的"太过"或"不足"诊治疾病，西医是依靠临床表现的高或低诊治疾病。中医的"太过"或"不足"和西医的高或低，其意是一个标准。"太过"或"太高"超过了人体正常标准范围，或"不足"和"太低"不到人体正常标准范围，人体都可以失衡，造成中医阴阳不平衡，产生证候或生病。

中医阴阳失衡，所产生的证候，分为两大类型，即阴证和阳证。阴证中包括寒湿类，阳证中包括热燥类。在诊治疾病中，不管是西医，还是中医都以这两类的证候为准。阴证、阳证中的寒热、燥湿可以单独作用于人体，也可以联合作用于人体。常见的联合是湿热或寒湿联合外，还经常在湿热证候中也可出现燥类证候，寒湿证候中也可以出现热类证候等等。使病情复杂化，难以解释，但只要我们抓住阴、阳两大类证候进行分析，就会迎刃而解。

西医多以病因命名，但它们的病机变化所产生的表现（证候）和中医的证候相一致，所辨证的治则也是一致的。如心力衰竭，是由于心肌收缩无力，心脏不能很好地射血到体循环中去，左心室瘀血，左心房瘀血，肺静脉瘀血，形成肺水肿，产生咳喘，呼吸困难，这就是左心衰竭引起的肺水肿，称为左心衰竭。由于心脏瘀血，腔静脉也瘀血，产生下肢水肿，这就是心脏的右心衰竭。不管是左心衰竭的肺水肿，还是右心衰竭的下肢水肿，它们都属中医的湿证或湿热证的范畴。其治则，西医治则是：强心、利水、对症治疗；中医治则是：清热解毒、利水消肿、对症治疗。从辨证和治则分析，中西医诊断、治疗大同小异或基本一致，只是在命名上的区别。中医在诊治上是抓共性证候，西医除命名外也是以证候为准。所以两医在诊治上，无多大区别。

再如，肾炎、肾衰竭是以肾脏、肾小球膜通透空隙变大，血液中的蛋白质经肾小球膜过滤时，蛋白质从变大的肾小球膜漏出，到尿中去。血液中缺少蛋白质，蛋白质的功能是吸收机体内的水分，蛋白质减少，血中的水分渗透到肌肤引起眼睑、皮下、下肢水肿，所以中医诊断肾炎、肾衰竭也属于湿证或湿热证范围。其治则也是清热解毒、清淋除湿、对症治疗；西医治疗是消炎、利水、对症治疗等。其他疾病也是以此类推。

人是一个整体，在大自然中的寒热，燥湿都会作用于人体，人体在适应的环境内（中医六气）可以正常生存。在不适应的环境中（中医六淫），人体就会生病或死亡。其寒热、燥湿的"太过"或"不足"或表里通道障碍，都会客观地产生证候。这些证候，中西医在认识上有所差异，如果要都从客观上分析问题，就会贵在精一、统一的。《景岳全书·传忠录·论治篇》曰："凡看病施治，贵乎精一。盖天下之病，变态虽多，其本则一。天下之方，治法虽多，对证则一。故凡治病之道，必确知为寒，则尽散其寒，确知为热，则尽清其热，一拔其本，诸证尽除矣。"故《内经》曰："治病必求其本。"而本就是客观的临床证候，其治则也应该根据客观设立。中西医虽在认识上有所出入，但要认真求本，完全可以统一的。

第五章
常用中药与方剂的临床辨用

第一节　常用中药浅辨

一、解表药

凡以发散表邪、治疗表证为主，以促进机体发汗，使表邪由汗而解的药物，称为解表药。即《内经》所言："其在皮者，汗而发之。"此外，部分解表药兼能利水消肿、止咳平喘、透疹、止痛、消疮等。

解表药主要用治恶寒发热、头身疼痛、无汗或者有汗不畅、脉浮等外感表证。部分解表药可用于水肿、咳嗽、麻疹、风疹、风湿痹痛、疮疡初起等。

使用解表药，应针对外感风寒、风热表邪的不同，选择长于发散风寒或风热药物。

应根据季节特点，如冬季多风寒、春季多风热、夏季多夹暑湿、冬季多燥邪等，选择配伍祛湿、清热、除湿和润燥药物。根据患者体质，分别配伍益气、助阳、养阴、补血药物。

值得注意的是，使用发汗力强的解表药时，量不可过大，以免耗伤津液。尤其表虚自汗、阴虚盗汗以及疮疡日久、淋证、失血等证候，应慎用解表药。

解表药的使用，应遵循因时因地的原则。如夏季炎热，腠理疏松，易出汗，用量宜轻；冬季寒冷，腠理致密，汗少，用量宜重。北方寒宜重用，南方热宜轻用。

解表药入药不可久煎，以免降低疗效。

根据解表药的药性及功能主治，可将其分为辛温解表药和辛凉解表药。

辛温解表药主治风寒表证。症见恶寒发热、无汗或汗出不畅、头身疼痛、鼻塞流涕、口不渴、舌苔淡白、脉浮紧。部分药兼有祛风止痒、止痛、止咳平喘、利水消肿、消疮等功效。又可用治风疹瘙痒、风湿痹证、咳喘、水肿、疮疡初起等。

辛凉解表药主治风热表证及温病初起，邪在卫分。症见发热、微恶风寒、咽干、口渴、头痛目赤、舌边尖红、舌苔黄、脉浮数。部分药兼有清头目、利咽喉、透疹、止痒、止咳等作用。又可治目赤多泪、咽喉肿痛、麻疹不透、风疹瘙痒、咳嗽等。

二、清热药

凡以清解里热，治疗里证为主的药物，称为清热药。本类药性寒凉，通过清热、泻火、凉血、解表及清虚热等，使里热得以清解。即《内经》的"热者寒之"。

清热药主要用于温热病的高热烦渴、湿热泻痢、瘟毒发斑、痈肿疮毒及阴虚内热等证。

配伍时应分清热证的虚实。实证有气分热、营血热，应以清热泻火、清营凉血药物为主。虚证有阴虚、阴虚内热，应以清热养阴透热或滋阴凉血除蒸药物为主。若表里相兼者，应先表后里或表里同治。若里热兼积滞者，应配通里泻下药。

本类药物多寒凉，易伤脾胃，故脾胃虚弱、食少便溏者慎用。苦寒药易化燥，热证伤阴或阴虚者慎用。

根据清热药的药性及功能主治，清热药分为清热泻火药、清热燥湿药、清热凉血药、清热解毒药和清虚热药。

清热泻火药多苦寒、清热力强。适用于热病，症见高热、口渴、汗出、烦躁，甚或神昏谵语、舌红苔黄，脉洪数。

清热燥湿药苦寒，除清热外，燥湿力强。适用于湿热证，症见身热不扬、胸脘痞闷、小便短赤、舌苔黄腻；脘腹胀满、呕吐、泻痢；黄疸尿赤、胁肋胀痛、耳肿流脓；带下色黄或热淋灼痛、关节红肿热痛；湿热浸淫肌肤的湿疹、湿疮。

清热解毒药具有清解火毒作用。症见痈肿疮毒、丹毒、瘟毒发斑、痄腮、咽喉肿痛、热毒下利、虫蛇咬伤、癌肿、水火烫伤等急性热病。

清热凉血药偏于血分清热，具有治营血分热邪作用。主要用于营分、血分实热证。症见舌绛、身热夜甚、心烦不寐，甚则神昏谵语、斑疹隐隐；舌謇肢厥、热盛迫血妄行所致吐血、衄血、便血、尿血等，脉细数。

清虚热药以清虚热、退骨蒸为主要作用。主要用于肝肾阴虚、虚热内扰所致的病证。症见骨蒸潮热、午后发热、手足心热、虚烦不寐、盗汗遗精、舌红少苔、脉细数，以及温病后期的夜热早凉、热退无汗、舌质红绛的虚热证。

三、泻下药

凡能引起腹泻或润滑大肠，促进排便的药，称为泻下药。以排出胃肠积滞和燥屎内结，或清热泻火，或逐水消肿，或消除停饮为目的的药物。

泻下药适用于大便秘结、胃肠积滞、实热内结及水肿停饮的里实证。

可根据里实证的兼证及患者体质，进行配伍。里实兼表证者，先解表后攻里或表里双解。里实而正虚者，应攻补兼施；本药还可配行气药，加强泻下导滞。热结者可配清热药；里寒者可配温里药。

老年体弱、脾胃虚弱者慎用。妇女孕期、产后及月经期忌用峻猛药。用较强泻下药，当奏效即止，切勿过剂，以防伤胃。

泻下药可分为攻下、润下和峻下逐水三类。

攻下药：既能攻下通便又能清热泻火。主要用于大便秘结、燥屎坚结及实热积滞。应用时常辅以行气药以消胀除满。冷积便秘者，需配温里药。

润下药：能润滑大肠，促进排便。适用于年老津枯、产后血虚、热伤津液及失血患者。

峻下逐水药：药力峻猛，既能峻下通便又能利水消肿。适用于全身水肿、腹胀满及停饮证。

四、祛风湿药

凡以祛风寒湿邪，治疗风湿痹证为主的药物，称为祛风湿药。本类药性温或凉，能祛除肌肉、经络、筋骨的风湿，部分兼有散寒、舒筋、活络、止痛、活血或补肝肾的作用。

祛风湿药适用于风湿痹证。症见肢体疼痛、关节不利、肿大、筋脉拘挛等，部分药物还可治腰膝酸软、下肢痿弱等。

使用风湿药应根据痹证的类型、部位、病程，选择配伍。风邪偏盛的行痹，应选择善祛风的祛风湿药，佐以活血养营。湿邪偏盛的着痹，应选择温燥的祛风湿药，佐以健脾渗湿。寒邪偏盛的痛痹，应选择温热的祛风湿湿药，佐以通阳温经。外邪入里化热或郁久化热的热痹，应选用寒凉的祛风湿药，酌情配清热凉血药。感邪初期，病邪在表，配伍散风胜湿解表药。病邪入里，配活血通络药。若夹痰浊、瘀血者，配祛痰、散瘀的药物。久病体虚、肝肾不足，选用强筋骨祛风湿药，配益气血、补肝肾、扶正药物。

痹证（关节炎）为慢性疾病，久用可制成酒、丸、外敷剂型。

祛风湿药可分为祛风寒湿药、祛风湿热药和祛风湿强筋骨药三类。

祛风寒湿药具有祛风、除湿、散寒、止痛、通经络作用，尤以止痛为其特点，主要用于风寒湿痹。症见肢体关节疼痛、筋脉拘挛、痛有定处，遇寒加重等。

祛风湿热药具有祛风除湿、通络止痛、清热消肿之功，主要用于风湿热痹。症见关节红肿热痛等。

祛风湿强筋骨药，除祛风除湿外，兼有补肝肾、强筋骨的作用，主要用于风湿日久，肝肾虚损证。亦可用于肾虚腰痛、骨痿，软弱无力者。症见腰膝酸软、足弱无力等。

五、化湿药

凡以化湿运脾为主作用的药物，称为化湿药。本类药能促进脾胃运化消除湿浊。中医学曰"醒脾化湿"之意。此药同时能行中焦之气，以解除因湿浊引起的脾胃气滞。

化湿药主要用于湿浊困脾、运化无力而形成的脘腹痞满、呕吐、反酸、大便稀溏、食少体倦、口甘多涎，舌苔白腻等证。同时也可解暑湿等。

应根据湿困不同情况配伍。湿阻气机，脘腹胀满痞闷者，配行气药。湿阻偏寒湿之脘腹冷痛者，配伍温中祛寒药。脾虚湿阻，脘痞纳呆，神疲乏力，配伍补气健脾药。用于湿温、湿热、暑湿者，可配伍清热燥湿、解暑、利湿之品。

化湿药气味芳香，易挥发，入汤剂宜后下，效果好。入丸、散剂更好。本类药多辛温香燥易伤阴。故气虚或阴虚血燥者慎用。

六、利水渗湿药

凡能通利水湿，治疗水湿内停、水肿的药物，称为利水渗湿药。本类药具有消肿、通淋、退黄的功效。

利水渗湿药主要用于小便不利、水肿、泄泻、痰饮、淋证、黄疸、湿疮、带下、湿温等证。

应用利水渗湿药需要根据不同证候配伍。水肿骤起，有表证，需配解表药。水肿日久，脾肾阳虚者，需配温补脾肾药。湿热合邪者，需配清热药。寒湿合并者，需配温里祛寒药。热伤血络咯血、尿血，需配凉血止血药。泄泻、痰饮、湿温、黄疸等，需配健脾、芳香化湿或清热燥湿药。气行则血行，气滞则水停，故利水渗湿药可配行气药。

利水渗湿药易耗津伤液，对阴亏、肾虚遗精者及孕妇慎用。

利水渗湿药可分为利水消肿药、利尿通淋药和利湿退黄药三类。

利水消肿药具有利水消肿作用。主要用于水湿内停的水肿、小便不利以及泄泻、痰饮等。

利尿通淋药以利尿通淋为主要作用，用于热淋、血淋、石淋及膏淋证。

利湿退黄药以利湿退黄为主要作用，用于湿热黄疸。症见目黄、身黄、尿黄等。

七、温里药

凡以温里祛寒，治疗里寒证为主的药物，称为温里药或祛寒药。

本类药善走脏腑，温里祛寒、温经止痛。故适用于里寒实证。部分药能助阳回阳，用以治疗虚寒证、亡阳证。

本类药主入脾胃，温中散寒止痛，可治脾胃虚寒证。症见脘腹冷痛、呕吐泄泻、舌淡苔白。主入肺经者，能温肺化饮，可用治肺寒痰饮证。症见痰鸣咳喘、痰白清稀、舌淡苔白滑等。主入肝经者，能暖肝散寒止痛，可用治寒侵肝经的少腹痛、寒疝腹痛或厥阴头痛等。主入肾经者，能暖肾助阳，可用治肾阳不足证。症见阳痿、宫冷、腰膝冷痛、夜尿频多、滑精遗精等。主入心肾者，能温阳通脉、回阳救逆，可用治心肾阳虚证、亡阳证。症见心悸怔忡、畏寒肢冷、小便不利、肢体浮肿；或畏寒蜷卧、汗出神疲、四肢厥逆、脉微欲绝等。

若外寒已入里，表寒仍未解者，配辛温解表药。寒凝经脉、气滞血瘀者，配行气活血药。寒湿内阻，配芳香化湿或温燥祛湿药。脾肾阳虚者，配温补脾肾药。亡阳气脱者，配大补元气药。

本类药多辛热燥烈，易伤阴动火，故天气炎热或素体火旺者，用量要小。凡实热证、阴虚火旺、精血亏虚者忌用，孕妇慎用。

八、理气药

凡以疏理气机为主，治疗气滞或气逆证的药物，称为理气药或行气药。本类药能行气、降气、解郁、散结，并能通畅气机，消除气滞而达到止痛作用。因其功效不同，而分别具有理气健脾、疏肝解郁、理气宽胸、行气止痛、破气散结的作用。

理气药主要用于治疗：脾胃气滞所致的脘腹胀痛、嗳气吞酸、恶心呕吐、腹泻或便秘；肝气郁滞所致的胁肋胀痛、抑郁、疝气疼痛、乳房胀痛、月经不调等；肺气壅滞所致的胸闷、胸痛、咳嗽、气喘等。

脾胃气滞选用调理脾胃气机的药物。因食积者配消积导滞药；因脾胃气虚者配补中益气药；因湿热阻滞者配清热除湿药；因寒湿困脾者配苦温燥湿药。

肝气郁滞，应选用疏肝理气药；因肝血不足者配养血柔肝药；因肝寒者配暖肝散寒药；兼瘀血者配活血祛瘀药。肺气壅滞，应选用理气宽胸药；因外邪客肺配宣肺解表药；因痰饮阻肺配化痰祛饮药。

本类药多辛温香燥，易耗气伤阴，故阴不足者慎用。

九、消食药

凡以消化食积为主要作用，主治饮食积滞的药物，称为消食药。本类药具有消食化积、健脾开胃、和中的作用。

消食药主治宿食停滞、饮食不消所致的脘腹胀满、嗳气吞酸、恶心呕吐、不思饮食、大便失常以及脾胃虚弱、消化不良证。

若宿食内停，气机阻滞，配理气药。若积滞化热，配苦寒清热或轻下之品。若寒湿困脾或胃有湿浊，配芳香化湿药。若中焦虚寒者，配温中健脾药。脾胃素虚、食积内停者，配健脾益气药。

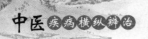

气虚者慎用。

十、驱虫药

凡以驱除或杀灭寄生虫，治疗虫疾作用的药，称为驱虫药。

本类药主要治疗体内寄生虫。以蛔虫病、蛲虫病、绦虫病、钩虫病等多种肠道寄生虫病，对血吸虫、阴道滴虫亦有驱杀作用。

应根据寄生虫种类及人体体质强弱，选择用药。便秘者，适当配泻下药。兼积滞者，配消积导滞药。脾胃虚弱者，配健脾和胃药。体弱者，要先补后攻或攻补兼施并配泻下药。

驱虫药对人体正气多有损伤，需因体质强弱适当用药。素体虚弱、年老体弱及孕妇慎用。有发热、腹痛者，待病缓解再驱虫。

十一、止血药

凡能制止机体出血，治疗各种出血病证为主的药物，称为止血药。本类药具有止血作用。

本类药适用于咯血、咳血、衄血、吐血、便血、尿血、崩漏、紫癜以及外伤出血等。

止血药必须根据出血的性质和部位进行配伍。血热妄行出血者，宜选用凉血止血药，配清热泻火、清热凉血药物。阴虚火旺、阴虚阳亢出血者，宜选用滋阴降火、滋阴潜阳药。瘀血内阻、血不循经出血者，宜选用化瘀止血，配行气活血药。虚寒出血者，宜选用温经止血药或收敛止血药，配益气健脾温阳药。便血、崩漏者，因其在下部，根据前人经验"下血必升举，吐、衄必降气"，故对下部出血者，可适当配伍降气药。

根据经验，止血药多用炭炒，因炭炒可增强药效。但有些药物炭炒效果反而不佳，故仍根据病性选药。出血过多，为防气随血脱，应投补药（用量稍大）或急救治疗。

因其药性有寒、温、散、敛之不同，止血机制之不同，故可分为凉血止血、温经止血、化瘀止血、收敛止血四种。

凉血止血药药性寒凉，能清血分之热而止血，适用于血热妄行所致出血证。化瘀止血药既能止血又能化瘀，具有止血而不留瘀的作用，适用于瘀血内阻、血不循经的出血证。收敛止血药药性味多涩或炭，能收敛止血，适用于各种出血证。温经止血药性属温热，能温内脏、益脾阳、固冲脉而统摄血液，具有温经止血之效，适用于脾不统血、冲脉失固之虚寒性出血证。

十二、活血化瘀药

凡以通利血脉、促进血行、消除瘀血为主要功效，用于治疗瘀血病证的药物，称为活血化瘀药或活血祛瘀药，简称活血药。

本类药适用于各种瘀血阻滞证。如内科的胸、腹、头痛，痛似针刺，痛有定处，体内癥瘕积聚、中风不遂、肢体麻木、关节痛；外伤跌仆损伤、瘀肿疼痛、疮疡肿痛；妇科月经不调、经闭、痛经、产后酸痛等。

根据药物的不同特点可随证选药，并根据瘀血原因配伍。寒凝血脉者，配温里散寒药、温通经脉药。热灼营血、瘀热互结者，宜配清热凉血、泻火解毒药。痰湿阻滞、血行不畅者，配化痰除湿药。风湿痹痛、经脉不通者，配祛风除湿通络药。久瘀体虚或因虚致瘀者，配补益药。癥瘕积聚，配软坚散结药。由于气行则血行，气滞血瘀原理，在使用活血药的同时，常配行气药，以提高疗效。

本类药活血力强，易耗血动血，故不宜用于月经过多、出血证者。孕妇慎用或忌用。

按作用特点和临床应用，活血化瘀要可分为活血止痛药、活血调经药、活血疗伤药、破血消癥药四类。

活血止痛药具有活血行气止痛作用。主要用于血瘀气滞所致各种疼痛证。如头胸胁痛、心绞痛、痛经、产后腹痛、肢体痹痛、跌打损伤等。

活血调经药活血散瘀、通脉调经作用优，故主治血行不畅所致的月经不调、痛经、经闭及产后瘀血腹痛、癥瘕、跌打损伤、疮疡肿毒等。

凡以活血疗伤，治疗伤科为主的药物，称为活血疗伤药。此类药功善活血化瘀、消肿止痛、接骨续筋、止血生肌敛疮。主要适用于跌打损伤、瘀肿疼痛、骨折筋损、金疮出血等。

破血消癥药能破血、消癥积。主要用于瘀血时间长、程度重的癥瘕积聚。亦用于血瘀经闭、瘀肿疼痛、偏瘫等。

十三、化痰止咳平喘药

凡以祛痰止咳为主要作用的药物，称为化痰药；以制止或减轻咳喘为主要作用的药物称为止咳平喘药。

化痰药主治痰证。中医学讲"痰证无处不到"，说明痰证较多。痰阻于肺，咳喘痰多；痰蒙心窍，昏厥、癫痫；痰蒙清阳，眩晕；痰扰心神，不寐；肝风夹痰，中风、惊厥；痰阻经络，肢体麻木、半身不遂、口眼㖞斜；痰火互结，瘰疬、瘿瘤；痰凝肌肉，关节疼痛等。

咳、痰、喘是由外邪和内热引起的病证，必须有外邪或内热才产生咳、痰、喘，故配伍用药应根据病机阶段配伍用药。

外感，是由外邪所致，其咳喘多在早期，所以应配解表散寒之品，但仍以驱逐外邪为主要目的。火热而致咳痰喘，应配清热泻火药。里寒者，除配伍驱外邪药外，配温里散寒药也很必要。虚劳者，配补虚药。癫痫、惊厥、眩晕、昏迷者，配平肝息风、开窍化痰、安神药。痰核、瘰疬、瘿瘤者，配软坚散结药。阴疽流注者，配温阳通滞散结之品。痰因"脾主运化""脾为生痰之源"，所以痰证多配健脾燥湿行气之品，即标本兼顾。

有些祛痰药性温燥，故痰中带血或有出血倾向者慎用。麻疹除表邪咳嗽外，尚有火热，所以应配疏解清热药，以免影响麻疹透发。

温化寒痰药多温燥，有温肺祛寒、燥湿化痰的作用。适于寒痰、湿痰证，如咳喘气喘、痰多色白，苔腻，以及由寒痰、湿痰所致的眩晕、肢体麻木、阴疽流注等。不宜用于热痰、燥痰证。

清化热痰药药性多寒、质润，能软坚散结，主要用于热痰证。如咳喘痰黄稠、难咯出，唇舌干燥等证。其他如痰热癫痫、中风惊厥、瘿瘤、痰火瘰疬等。

止咳平喘药药性或温或寒，在使用上应根据情况分别选用宣肺、清肺、润肺、降肺、敛肺化痰等区别，适用于咳喘证。

十四、安神药

凡以安定神志为主要功能，治疗心脾不宁的药物，称为安神药。心藏神、肝藏魂，所以神志的变化与心肝有关。本类药有重镇安神、养心的作用。

安神药主要适用于心神不宁的心悸、怔忡、失眠、多梦、惊风、癫狂等。

使用安神药，应根据病因病机，选用适当的药物治疗。

心神不宁的实证，选用重镇安神药物。若因火热所致，配清热泻火、疏肝解郁、清肝泻火药。因痰所致者，配祛痰开窍药。因血瘀者，配活血化瘀药。因肝阳上扰，配平肝潜阳药。有癫狂、惊风者，应以化痰开窍或平肝息风药为主，适当配安神药。

心神不安的虚证，选用养心安神药物。阴亏血虚者，配补血、养阴药物。心脾两虚者，配补益心脾的药物。心肾不交者，配滋阴降火、交通心肾药。

本类药属对症用药治疗，只宜暂用，不可过久。重镇安神药均用于丸剂，同时应健脾胃，防伤胃气。

安神药可分为重镇安神药和养心安神药两类。

重镇安神药多为矿石类药物，有祛痰镇惊作用，适用于镇心安神、平惊定志、平肝潜阳，主要用于心火炽盛、痰火扰心、肝郁化火、惊吓、心悸等。

养心安神药多为植物种子，具有滋润之性，能养心补血、交通心肾。主要适用于阴血不足、心脾两虚、心肾不交的心悸、怔忡、虚烦不眠、健忘多梦、遗精、盗汗等证。

十五、平肝息风药

凡以平肝潜阳或息风止痉为主要功效，治疗肝阳上亢或肝风内动的药物，称为平肝息风药。

平肝息风药主要用于肝阳上亢证、肝风内动证。

应根据肝阳上亢、肝风内动的病因、病机及兼证配伍。阴虚阳亢者，多配滋养肾阴药物，益阴制阳。肝火上炎者，配清泻肝火药物。有心神不安、多梦失眠者，配安神药物。肝阳化风、肝风内动，应息风止痉药与平肝潜阳并用。热极生风、肝风内动，配清热泻火解毒药物。阴血亏虚、肝风内动，配补养阴血药物。脾虚慢惊风，配补气健脾药物。神昏窍闭，配开窍药物；兼痰邪者，配祛痰药物。

本类药性偏寒凉或偏温燥，故注意使用。脾虚慢惊风者，不宜用寒凉药，阴虚血亏者忌温燥药物。

本类药可分为平抑肝阳药和息风止痉药两类。

平抑肝阳药具有平抑肝阳或平肝潜阳功效，主要适用于肝阳上亢的头晕目眩、头痛、耳鸣和肝火上攻的口苦、面红、目赤肿痛、烦躁易怒、头昏等。

息风止痉药具有息肝风、止痉为主要功效。适用于热极生风、肝阳化风、血虚生风所致的眩晕欲仆、项强肢颤、痉挛抽风等证，以及风阳夹痰、痰热上扰的癫痫、惊风抽搐或破伤风的痉挛抽搐、角弓反张等。

十六、开窍药

凡以开窍醒神为主要作用，用于治疗闭证神昏的药物，称为开窍药。

开窍药主要用于温病热入心包、痰浊蒙窍之神昏谵语、惊风、癫痫、中风、痉挛抽搐等证。

神昏病者有虚实。虚证即脱证，脱证治当补虚固脱，非本类药所治。实证即闭证，治当通关开窍、醒神复苏，宜用本类药物治疗。闭证又分寒热，即寒闭、热闭。

寒闭症见面青、身凉、苍白、脉迟，用"温开"法，宜选用辛温开窍药物，配温里祛寒药物。热闭症见面红、身热、苔黄脉数，用"凉开"法，宜选用辛凉开窍药物，配清热泻火解毒药物。

闭证有神昏兼抽搐、惊厥者，配平肝息风止痉药物。闭证有烦躁不安者，配安神定惊药物。闭证见痰浊壅盛者，配化湿、祛痰药物。

开窍药多用于急救，且易伤正气。只宜暂用，不宜久服。此类药易挥发，内服不宜入煎剂，只能入丸、散剂应用。

十七、补虚药

凡能补虚扶正，纠正机体气血阴阳，以扶正为主的药物，称为补虚药。

因补虚药具有扶正祛邪的作用，症见精神萎靡、体倦乏力、面色淡白或萎黄、心悸气短、脉虚弱者可用。

一般来说，气虚者应选用补气药，血虚证应选用补血药，阴虚证应选用补阴药，阳虚证应选用补阳药。但人体是一个整体，在生理上是相互联系、相互依存；在病理上是相互影响的；在临床上也是相互波及的。因此，在治疗气血阴阳上也是相互关照，不可单一用药。

气虚可发展为阳虚，阳虚者其气也虚，故补气药常与补阳药同用。气血互生、气血同源，所以血虚也必有气虚，补血药也常与补气药同用。

气属阳、津属阴、气生津、津载气。气虚可影响津伤，津亏也易导致液脱，所以补气药与补阴药同用。津血同源，所以补血药与补气药同用。

应用补虚药，应防止不当补而误补。避免当补而补而不当。补虚药用于扶正祛邪。要分清主次，不可过补而留邪。

本类药可分为补气药、补血药、补阴药、补阳药四类。

补气药具有补气的功效。它包括补脾气、补肺气、补心气、补元气。补脾气：症见食欲不振、脘腹虚胀、大便溏薄、体倦神疲、面色萎黄。补肺气：症见气少不足以息、动则更甚、咳嗽无力、声怯或喘促、体倦、易出虚汗。补心气：症见心悸怔忡、胸闷气短、动则加剧。补元气：比脏气虚更重、气息短促、脉微欲绝。

补阳药多温热，从而消除或改善阳虚诸证。肾阳不足，症见畏寒肢冷、腰膝酸软、性欲淡薄、阳痿早泄、精寒不育、宫冷不孕、尿频遗精。脾肾阳虚，症见脘腹冷痛、阳虚水泛水肿。肝肾不足，症见精血亏虚之眩晕耳鸣、须发早白、筋骨痿软或小儿发育不良、囟门不合、齿迟行迟。肺肾两虚，症见肾不纳气的虚喘；肾阳亏虚、下元虚冷、崩漏等。

补血药：症见面色苍白或萎黄、唇甲苍白、眩晕耳鸣、心悸怔忡、失眠健忘或月经衍期、量少色淡，甚则闭经、苔淡脉细。

补阴药性寒，能清热。其证型分为两种。阴液不足，症见皮肤干、咽干、口鼻干或肠燥便秘。阴虚内热，症见午后潮热、盗汗、五心烦热、两颧发红或阴虚阳亢所致头晕目眩。

不同脏腑阴虚特点：肺阴虚，干咳少痰、咯血或声嘶。胃阴虚，口干咽燥、胃脘隐痛、饥不欲食或脘腹不舒或干呕呃逆。肝阴虚，头晕耳鸣、两目干涩或肢体麻木痉挛、爪甲不荣。肾阴虚，头晕目眩、耳鸣耳聋、牙齿松动、腰膝酸软、遗精。心阴虚，心悸怔忡、失眠多梦。

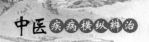

十八、收涩药

凡以收敛固涩为主要作用，治疗各种滑脱病证的药物，称为收涩药或固涩药。本类药多酸涩，有敛耗散、固滑脱之功。

收涩药主要用于久病体虚、正气不固、脏腑功能衰退所致的自汗、盗汗、久咳虚喘、久泻、久痢、遗精、滑精、遗尿、尿频、崩带不止等滑脱不禁证。

滑脱证的根本原因为正气虚弱，而收涩药物的作用属于治疗的标，因此临床中需配相应的补益药物，以达到标本兼治。

如治疗气虚自汗、阴虚盗汗者，需配补气、补阴药。脾肾阳虚的久泻、久痢者，需配温补脾阳药。如肾虚遗精、滑精、遗尿、尿频者，需配补肾药物。如冲任不固、崩漏不止者，需配补肝肾、固冲任药物。肺肾虚损、久咳虚喘者，需配补肺益肾纳气药物。

凡表邪未解、湿热所致的泻痢、带下、血热出血及余热未清者，均不宜使用。以免"闭门留寇"之弊。但也有些药除收涩外，尚有清湿热、解毒的功能，可适当考虑应用。

收涩药可分为固表止汗药、敛肺涩肠药、固精缩尿止带药三类。

固表止汗药能行肌表，调节卫分、顾护腠理而有固表止汗作用。临床用于气虚肌表不固、腠理疏松、津液外溢而自汗、阴虚不能制阳、阳热迫津外泄而盗汗。

敛肺涩肠药酸涩收敛、敛肺止咳喘、涩肠止泻痢作用。适用于肺虚喘咳、久治不愈或肺肾两虚、摄纳无权的虚喘证；或大肠虚寒不能固摄或脾肾虚寒的久泻、久痢。

固精缩尿止带药具有固精、缩尿、止带作用。适用于肾虚不固所致的遗精、滑精、遗尿、尿频、带下清稀等。

十九、涌吐药

凡能促进呕吐，治疗毒物、宿食、痰涎等停滞在胃肠或胸膈所致的病证为主的药物，称为涌吐药或催吐药。

本类药适用于误食毒物、停留胃中，未被消化吸收；或宿食停滞不化，尚未进入肠道的胃胀痛；或痰涎壅盛阻于胸膈或咽喉、呼吸急促或痰浊上涌、蒙蔽清窍、癫痫发狂等证。

涌吐药作用强烈，有毒，伤胃，故仅适用于形证俱实者。为确保安全、有效，采用"量渐增"法用药，切忌骤用大量，"中病即止"，只能暂投，不可久服，防中毒、不良反应。

若服药后不吐或未达到目的，可采用饮热水或刺激咽喉助吐。若呕吐不止者当立即停药。采取急救措施。若呕吐后，应适当休息，不宜马上进食，待胃恢复后再进流食或软食。忌油腻。

凡年老体弱、小儿、妇女、胎前、产后及失血、头晕、心悸、劳喘者忌用。

二十、攻毒杀虫止痒药

凡以攻毒疗疮、杀虫止痒为主的药物，称为攻毒药或杀虫止痒药。

本类药适用于外科、皮肤、五官科病证，如疮痈、疔毒、疥癣、湿疹、聤耳、梅毒及虫蛇咬伤、癌肿等。

本类药以外用为主，兼可内服。外用可研末外敷或煎汤洗渍及热敷、浴泡、含漱，或用油脂及水调敷，或制成软膏涂抹，或做成药捻、栓剂栓塞等。内服可做成丸、散剂。本类药有一定毒性，用药时不可过量，以防不良反应发生。

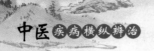

第二节　常用中药简表

（见文末附表 5-4 至 5-42）

第三节　常用方剂浅辨及简表

（见文末附表 5-43 至 5-64）

后　记

　　我小时候，我们那地方很穷。全村连个初中生都没有，年年水灾，严重时用草根、树皮充饥，虽说党和国家年年救济，但仍不富裕。我自初中开始，国家年年月月发给我助学金供我求学，一直到大学毕业，安排好工作。我心中很明白：没有党，就没有我的今天。

　　父母盼望我学医，初中填志愿时，我填了"当医学家"。经努力，虽没当上好医生，但也晋升为教授和主任医师。

　　找我就诊的人很多，特别是复诊患者，送旗、送匾，有的病人一进诊室就向我鞠躬，甚至跪下、想叩头，感动得我泪流满面，但更多的是惭愧和自责：除了看看病，还能替患者做什么？哪值得送这么大的礼？

　　中医是我们中华的国粹，博大精深。但中医也有"传儿不传女""秘方不外传""越古越好"等自私论调。这些论调大大影响和制约了中医发展。事实证明："过去人们一有病，先求中医，而现在是，人们一有病先看西医，没有大问题了，才找中医调养。"这种反转叫人担忧、心忧。我认为我们必须冲破思想上的牢笼，打破思维的定式，让中医提高，再提高，一直发展壮大。

赵忠印

2021 年 11 月 18 日

主要参考文献

［1］汪悦. 中医内科学图表解［M］. 北京：人民卫生出版社，2008.

［2］周学胜. 中医基础理论图表解［M］. 2版. 北京：人民卫生出版社，2000.

［3］陈家旭. 中医诊断学图表解［M］. 北京：人民卫生出版社，2004.

［4］李庆业，杨斌. 方剂学图表解［M］. 北京：人民卫生出版社，2004.

［5］钟赣生. 中药学图表解［M］. 北京：人民卫生出版社，2005.

［6］上海中医学院. 中医方剂临床手册［M］. 上海：上海人民出版社，1973.

［7］周仲英. 常见病中医临床手册［M］. 3版. 北京：人民卫生出版社，2004.

［8］沈阳医学院. 人体解剖图谱［M］. 北京：人民卫生出版社，1973.

［9］郑建仲，田时雨. 神经病诊断学［M］. 2版. 上海：上海科学技术出版社，1991.

［10］黄如训. 神经系统疾病临床诊断基础［M］. 北京：人民卫生出版社，2015.

［11］赵忠印，张航法. 危急重症临床急救手册［M］. 北京：中国医药科技出版社，2005.

策划编辑　卢紫晔

责任编辑　符晓静

封面设计　中科星河

正文设计　华图文轩

分析重合　对比特色

抓住共性　突出个性

八十五岁国医圣手赵忠印

引你走进中医辨治的大门

ISBN 978-7-5046-8957-3

出版社
官方微信二维码

出版社
天猫官方旗舰店二维码

www.cspbooks.com.cn

定价: 59.00元